# Idées reçues sur l'endométriose

# Idées reçues sur l'endométriose

ouvrage dirigé par le
Pr Charles Chapron
et Yasmine Candau

Idées reçues

Issues de la tradition ou de l'air du temps, mêlant souvent vrai et faux, les idées reçues sont dans toutes les têtes. Les auteur·e·s les prennent pour point de départ et apportent ici un éclairage distancié et approfondi sur ce que l'on sait ou croit savoir.

Le Cavalier Bleu
EDITIONS

## Charles Chapron

Professeur des universités, vice-Doyen de la faculté de médecine Paris-Descartes, chef du service Gynécologie obstétrique II et médecine de la reproduction de l'hôpital Cochin à Paris, il est aussi président de la Société de chirurgie gynécologique et pelvienne (SCGP), membre titulaire de l'Académie nationale de chirurgie (ANC) et président de la Society of Endometriosis and Uterine Disorders (SEUD) dont le premier congrès s'est tenu à Paris du 7 au 9 mai 2015. Spécialiste de réputation internationale en matière d'endométriose, il intervient fréquemment dans les congrès scientifiques et est l'auteur de nombreuses publications dans ce domaine.

### Contributeurs

Valérie Antoine
Psychologue clinicienne, CHU Cochin Port Royal à Paris.

Pauline Baissas
Gynécologue obstétricienne, CH Mignot à Versailles.

Jean-Louis Benifla
Chef du service Gynécologie obstétrique, Hôpital Lariboisière à Paris.

Bruno Borghese
Chirurgien gynécologue, CHU Cochin Port Royal à Paris.

Revaz Botchorishvili
Gynécologue obstétricien, CHU d'Estaing à Clermont-Ferrand.

Nicolas Bourdel
Gynécologue obstétricien, CHU d'Estaing à Clermont-Ferrand.

Sandrine Campagne-Loiseau
Gynécologue obstétricienne, CHU d'Estaing à Clermont-Ferrand.

Yasmine Candau
Présidente de l'association EndoFrance.

Michel Canis
Chef du service de Gynécologie obstétrique, CHU d'Estaing à Clermont-Ferrand.

Isabella Chanavaz-Lacheray
Gynécologue obstétricienne, chirurgienne, CHU Charles Nicolle de Rouen.

Pierre Collinet
Gynécologue obstétricien, CHU Jeanne de Flandres à Lille.

Ulla Combes
Étudiante en psychologie, CHU Cochin Port Royal à Paris.

Sandra Curinier
Gynécologue obstétricienne, CHU d'Estaing à Clermont-Ferrand.

Philippe Descamps
Chef du service de Gynécologie obstétrique, CHU d'Angers.

Pierre-Hervé Dorangeon
Gynécologue obstétricien, à Reims.

Agathe Dumont
Gynécologue, CHU Jeanne de Flandres à Lille.

Jean-Philippe Estrade
Gynécologue obstétricien, à Marseille.

Arnaud Fauconnier
Chef de service Gynécologie obstétrique, CH de Poissy.

Hervé Fernandez
Chef du service de Gynécologie obstétrique, CHU de Bicêtre.

Vanessa Gayet
Gynécologue obstétricienne, CHU Cochin Port Royal à Paris.

David Geneviève
Généticien clinicien, département de Génétique médicale, maladies rares et médecine personnalisée, CHU de Montpellier.

Anne-Sophie Grémeau
Gynécologue obstétricienne, CHU d'Estaing à Clermont-Ferrand.

Samir Hamamah
Responsable du département Biologie de la reproduction, CHU Saint-Eloi de Montpellier.

Delphine Haouzi
Chercheuse à l'Institut de recherches en biothérapie, CHU Saint-Eloi de Montpellier.

Émilie Hudon
Gynécologue obstétricienne, à Montréal.

Anne-Gaelle Kaemerlen-Rabischong
Gynécologue obstétricienne, CHU d'Estaing à Clermont-Ferrand.

Louis Marcellin
Gynécologue obstétricien, CHU Cochin Port Royal à Paris.

Camille Mimoun
Gynécologue obstétricienne, Hôpital Lariboisière à Paris.

Pierre Panel
Chef de service Gynécologie obstétrique, CH de Versailles.

Khaled Pocate-Cheriet
Médecin biologiste, Service de Biologie de la reproduction, CHU Cochin Port Royal à Paris.

Jean-Luc Pouly
Gynécologue obstétricien, CHU d'Estaing à Clermont-Ferrand.

Benoît Rabischong
Gynécologue obstétricien, CHU d'Estaing à Clermont-Ferrand.

Geoffroy Robin
Gynécologue, CHU Jeanne de Flandres à Lille.

Chrystèle Rubod
Gynécologue obstétricienne, chirurgienne, CHU Jeanne de Flandres à Lille.

Pietro Santulli
Gynécologue obstétricien, CHU Cochin Port Royal à Paris.

Stéphanie Staracci
Psychologue clinicienne.

Lara Taburiaux
Gynécologue obstétricienne, CH Guy Chatiliez à Tourcoing.

Antoine Torre
Gynécologue obstétricien, Hôpital Universitaire de Nottingham.

## ENDOMÉTRIOSE n. f.

L'endométriose est une maladie gynécologique chronique qui affecte 1 femme sur 10.

Le Docteur Carl Von Rokitansky (1804-1878), médecin pathologiste autrichien d'origine tchèque, fut le premier à décrire l'endométriose par ce qu'il a nommé comme étant « la présence de muqueuse utérine en dehors de l'utérus », dès 1860. Mais le terme « endométriose » n'est apparu qu'en 1921 avec le Dr John Albertson Sampson (1873-1946) qui s'intéressa de près à cette maladie et en proposa la première hypothèse physiopathologique. Il fut également le premier à observer et à décrire les « kystes chocolats » chez de nombreuses patientes et à remarquer qu'ils réagissaient comme l'utérus, sous l'influence des hormones ovariennes.

Il estimait déjà à l'époque que 10 % de la population féminine semblait touchée par cette pathologie. Presque cent ans après, l'endométriose reste une maladie mystérieuse tant elle revêt des formes multiples. Dans la mesure où il n'y a pas une mais « des endométrioses », la prise en charge doit être individualisée.

# Sommaire

# Introduction

L'endométriose, maladie longtemps ignorée, parfois très difficile à vivre au quotidien, se définit comme la présence en dehors de la cavité utérine de tissu endométrial qui subira, lors de chacun des cycles menstruels ultérieurs, l'influence des modifications hormonales. Si la physiopathologie de l'endométriose n'est pas univoque et fait intervenir de nombreuses hypothèses (métaplasie, induction, métastatique, immunologique, génétique, épigénétique et environnementale, cellules souches…), il est impossible de comprendre cette maladie sans prendre en compte la théorie de la régurgitation dite « théorie de l'implantation ». Lors de la menstruation, sous l'effet des contractions utérines, une partie du sang est régurgité dans les trompes pour arriver dans la cavité abdomino-pelvienne. Ce sang contient des cellules endométriales, qui, au lieu d'être détruites par le système immunitaire, vont s'implanter puis, sous l'effet des stimulations hormonales ultérieures, proliférer sur les organes de voisinage (péritoine*, ovaire, trompe, intestin, vessie, uretère, diaphragme…).

L'endométriose est ainsi responsable de douleurs pelviennes qui peuvent être particulièrement invalidantes mais aussi d'infertilité. Ces symptômes ont un impact considérable sur la qualité de vie des patientes avec un retentissement majeur sur leur vie personnelle et conjugale mais également professionnelle et sociétale. Alors que la prise en charge de cette pathologie génère un coût considérable, faisant de cette maladie un véritable problème de santé publique, la fréquence de l'endométriose reste sous-estimée (on l'évalue entre 10 et 15 % des femmes), et la maladie est encore méconnue du grand public et de nombreux médecins.

* *Les mots signalés par un astérisque renvoient au glossaire en fin d'ouvrage.*

Ainsi, l'une des plus grandes difficultés quant à la prise en charge de l'endométriose concerne son diagnostic. Le délai moyen entre l'apparition des symptômes et le diagnostic de certitude prend entre 6 et 10 ans, et ce partout dans le monde, quel que soit le système de santé. Pendant ce délai diagnostique beaucoup trop long, les patientes souffrent, sont incomprises, perdent confiance et peuvent avoir tendance à déprimer, voire à s'isoler.

Pourquoi le diagnostic est-il encore si difficile et le délai si long ?

Le maître symptôme de l'endométriose est la douleur. Cependant la douleur n'est en aucun cas caractéristique de l'endométriose, et de très nombreuses pathologies abdomino-pelviennes bénignes sont également douloureuses. Par ailleurs, la douleur en matière d'endométriose est polymorphe et peut se présenter sous différentes formes : règles douloureuses (dysménorrhée*), douleurs lors des rapports sexuels perturbant la sexualité (dyspareunie*), douleurs pelviennes chroniques, douleurs urinaires ou digestives plus importantes lors des menstruations. Mais là encore aucun de ces symptômes douloureux n'est spécifique à l'endométriose. Dès lors, c'est la recrudescence des symptômes en période menstruelle qui permet de rattacher ces douleurs à l'endométriose.

Idéalement le diagnostic se fait en deux temps. Il s'agit d'abord d'un interrogatoire qui, s'il est correctement mené par le praticien, permettra dans la grande majorité des cas de fortement suspecter cette pathologie. Néanmoins, le caractère subjectif de cet entretien se heurte à quelques limites et justifie la nécessité de réaliser d'autres investigations. Mais il est nécessaire d'enseigner aux étudiants en médecine que le premier temps de l'examen clinique est l'interrogatoire, car le médecin ne trouve que ce qu'il cherche sous réserve de poser les bonnes questions. En se donnant le temps d'un interrogatoire adapté, c'est la patiente qui, le plus souvent, livrera le diagnostic au médecin. Puis vient ensuite la prescription d'un bilan d'imagerie, domaine dans lequel des progrès considérables ont été effectués ces dernières années. Sous réserve d'être réalisés par des praticiens référents connaissant bien la pathologie, plusieurs examens radiologiques sont particulièrement utiles dans ce contexte, notamment l'échographie vaginale, la résonance magnétique nucléaire et l'écho-endoscopie rectale. Ces examens permettent avec une excellente sensibilité, spécificité, valeur prédictive positive et négative de faire le diagnostic de l'endométriome* ovarien (kyste endométriosique de l'ovaire) et d'endométriose profonde (infiltration du vagin, de la vessie, du rectum, des uretères...). Aujourd'hui seules les lésions d'endométriose péritonéale superficielle, qui peuvent être responsable de douleurs très importantes en raison du processus inflammatoire, ne sont pas accessibles au diagnostic radiologique.

C'est la combinaison d'un bon interrogatoire et d'un bon bilan radiologique qui permettra d'optimiser le diagnostic d'endométriose. Même s'il s'agit d'une pathologie bénigne qui n'engage pas le pronostic vital, il n'en reste pas moins que cette pathologie est invalidante avec un impact considérable sur la vie des patientes.

Reconsidérer les modalités du diagnostic de l'endométriose est donc un véritable défi pour les années à venir. Il est urgent d'écouter les patientes, de leur poser les bonnes questions, de ne pas banaliser leur problème et de tout simplement « savoir mettre des mots sur les maux ». Car nommer une pathologie, c'est la première étape de sa prise en charge.

**Professeur Charles Chapron**

# CAUSES ET ORIGINE

## « L'origine de l'endométriose est controversée. »

*L'endométriose est l'une des maladies gynécologiques les plus mystérieuses...*

Doctissimo, mars 2017

Plusieurs grandes théories s'opposent pour expliquer le développement de l'endométriose. L'hypothèse la plus communément acceptée est celle dite de « la théorie du reflux menstruel » ou de « l'implantation » décrite par le gynécologue américain John A. Sampson en 1927. Elle suppose qu'au cours des règles un saignement remontant par les trompes amènerait des fragments d'endomètre* (muqueuse utérine) dans la cavité abdomino-pelvienne. Ces fragments se fixeraient ensuite sur la surface du péritoine* (membrane recouvrant les organes abdominaux) et les organes du pelvis. Les arguments qui soutiennent cette théorie, et sur lesquels s'appuient les scientifiques favorables à cette hypothèse, sont nombreux. Tout d'abord, les lésions se développent préférentiellement dans la partie la plus basse de la cavité abdominale et sur les organes à proximité des trompes (ovaires, côlon sigmoïde...). De plus, l'endométriose est fréquente chez les femmes avec une malformation des organes génitaux qui empêche partiellement ou totalement l'écoulement des règles par voie vaginale.

Cependant, s'il est établi qu'un reflux menstruel existe chez environ 90 % des femmes avec des trompes perméables, seules 10 % des femmes développeront des lésions d'endométriose. Ce n'est donc finalement pas si simple.

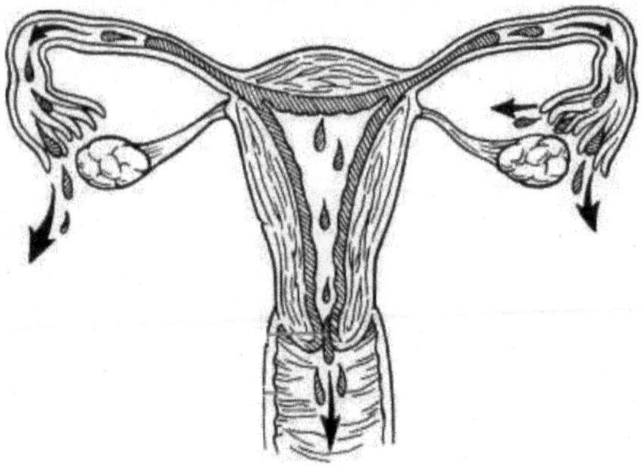

*Schéma de la théorie du reflux*

Antérieurement à Sampson, d'autres scientifiques ont tenté d'expliquer l'origine de cette maladie. Le pathologiste allemand F. Von Recklinghausen en 1890 a proposé une théorie basée sur la prolifération de cellules embryonnaires résiduelles des voies génitales de l'embryon à un stade encore indifférencié sexuellement. Ces cellules se développeraient sous l'influence de certaines stimulations et induiraient de l'endométriose. Quelques années plus tard, en 1898, Ivanov et Meyer ont développé la théorie de la « métaplasie cœlomique ». Ils suggèrent la transformation d'un tissu différentié en un autre tissu différentié de localisation anormale. Les cellules du péritoine auraient alors un potentiel de transformation en cellules de l'endomètre, ces entités provenant du même tissu embryonnaire. Cette théorie pourrait ainsi expliquer la présence d'endométriose chez les patientes atteintes d'un syndrome de Mayer-Rokitansky-Küster-Hauser, c'est-à-dire ayant une absence congénitale d'utérus et donc de règles.

Une autre théorie, concomitante à celle de l'implantation, est celle de la « migration à distance » via les vaisseaux lymphatiques et vasculaires. Il a été proposé que les lésions d'endométriose pourraient résulter d'une dispersion par voie lymphatique et/ou sanguine de cellules de l'endomètre, permettant d'expliquer les localisations suivantes : l'ombilic, le vagin, le col de l'utérus du fait de leur système lymphatique communiquant.

Cependant, aucune théorie n'explique à elle seule cette pathologie complexe qui survient sous de nombreux aspects. Il convient d'ailleurs de remarquer que les atteintes péritonéales, ovariennes et profondes semblent constituer des entités dissemblables avec un mécanisme propre à chacune d'entre elle.

Même si la théorie de l'implantation, secondaire au reflux menstruel, est actuellement la plus largement acceptée, il est certain que d'autres facteurs interviennent dans le développement de cette maladie. Afin d'expliquer pourquoi « seulement » 10 % des femmes en sont atteintes, de nombreuses études plus récentes abordent les mécanismes moléculaires de l'endométriose. Une meilleure connaissance des mécanismes de survie cellulaire, d'invasion et de néovascularisation permettrait en effet d'avoir de nouvelles cibles thérapeutiques.

Des anomalies moléculaires spécifiques constitutionnelles ou acquises par exemple ont été identifiées chez les patientes endométriosiques. Il est actuellement manifeste que l'apoptose, ou mort cellulaire, est dérégulée chez la patiente endométriosique. L'endomètre eutopique, situé dans la cavité utérine, des patientes atteintes subit moins d'apoptose que celui des patientes saines et l'endomètre ectopique, en dehors de la cavité, en subit encore moins. Un gène anti-apoptotique a ainsi été mis en évidence. Celui-ci est augmenté chez la patiente endométriosique.

Le principe d'adhésion et d'invasion tissulaire est plus complexe. Certains auteurs ont pu démontrer que les cellules endométriales refluées induisent des altérations cellulaires au niveau du péritoine créant une fragilisation et favorisant ainsi leur propre adhésion. D'autres équipes étudient, elles, un médiateur qui servirait d'interaction entre les cellules endométriales et celles du péritoine et donc leur adhésion. Le phénomène de l'invasion fait intervenir une famille de protéines, les métalloprotéases (MMP), qui apparaissent surexprimées chez les patientes endométriosiques. Cette expression inhabituelle induit un comportement plus agressif qui facilite l'invasion des cellules endométriales ectopiques.

La vascularisation des implants est aussi un facteur primordial dans le mécanisme de la maladie. Il a été démontré que sur les implants péritonéaux apparaissait un nouveau réseau vasculaire notamment au niveau des lésions d'aspects rouges plus inflammatoires et hémorragiques. D'ailleurs le liquide intra abdominal des patientes endométriosiques contient plus de facteurs angiogéniques, qui facilitent la production de vaisseaux sanguins et de facteurs de croissance vasculaire que chez une personne saine.

Malgré la complexité de la maladie, il s'avère que la femme endométriosique présente des caractéristiques qui la différencient des femmes saines et qui rendent possible le développement de la maladie. L'environnement endométrial est génétiquement et fonctionnellement différent, ce qui permet de comprendre en partie pourquoi le reflux menstruel ne touche pas toutes les femmes. L'identification précise et une meilleure compréhension de ces différences permettraient de mettre au point de meilleurs outils diagnostiques et pronostiques ainsi que thérapeutiques.

**P. Collinet et l'équipe du CHU**
**de Jeanne de Flandres à Lille**

## « L'endométriose, c'est juste des règles douloureuses. »

*Les règles, le sang menstruel des femmes,*
*est tout ce qu'il y a de plus naturel.*
*Pourtant, dans la plupart des pays,*
*c'est un motif de honte et de mise à l'écart.*

France 24, émission Briser le tabou des règles, avril 2017

Il paraît utile de connaître le phénomène schématique des règles pour comprendre toute la difficulté de l'interprétation des douleurs menstruelles. Les règles ou menstruations sont le résultat d'une desquamation et d'une perte de la superficie de la muqueuse endométriale (l'endomètre*) qui se traduit par l'émission mensuelle de pertes vaginales sanguines. L'endomètre est un tissu très complexe régulé par des hormones stéroïdiennes et des régulateurs immunitaires. Schématiquement, le principal déclencheur des règles est la chute de la progestérone en l'absence de grossesse (en cas de grossesse cette sécrétion hormonale est maintenue). Cependant les menstruations sont aussi le résultat de mécanismes inflammatoires classiques (œdème des tissus, afflux de globules blancs) avec un phénomène d'ischémie* et de reperfusion très régulé et limité dans le temps. Cet équilibre instable peut être régulièrement rompu et entraîner des menstruations douloureuses et abondantes.

La diminution des saignements menstruels et de la douleur, par la réparation de l'endomètre, nécessite la régulation et la limitation de la réponse inflammatoire de l'endomètre, la vasoconstriction des vaisseaux sanguins endométriaux, l'hémostase (coagulation) et la reformation de la surface endométriale résiduelle lésée. Une inflammation prolongée augmentera le flux sanguin menstruel accompagné des douleurs menstruelles, la difficulté étant ici de savoir si ces phénomènes d'inflammation menstruelle sont le fait d'un simple déséquilibre hormonal (fréquent lors de l'installation des premiers cycles) ou de pathologies plus sévères telles que l'endométriose.

D'un point de vue épidémiologique, 44 % des femmes présentent des désagréments pendant leurs règles, 24 % des femmes seulement osent parler de leurs règles avec leur partenaire et 19 % n'ont jamais abordé le sujet avec personne. De plus, 43 % des femmes sont toujours gênées lors de l'achat de produits d'hygiène féminine. Chez les jeunes filles, les règles sont vécues comme un handicap, avec l'impossibilité de mener un quotidien normal (48 %) à l'école et la difficulté à suivre leur activité sportive (45 %).

Toutes les règles douloureuses et abondantes ne sont pas forcément un signe d'endométriose, pourtant beaucoup de femmes peuvent être orientées vers ce diagnostic entraînant des explorations stressantes.

Même si les règles sont au premier plan du rythme du fonctionnement féminin, d'autres signes douloureux ou non peuvent évoquer une endométriose.

C'est dans la sphère de l'intimité que de nombreux symptômes pouvant orienter vers une endométriose peuvent être observés. C'est notamment le cas des rapports sexuels douloureux, aussi appelés dyspareunies*. Toutefois, il est essentiel de considérer le manque de repère concernant les sensations durant l'acte sexuel, variant du plaisir à la douleur. Cette subjectivité est multifactorielle car le témoignage de cette intimité rencontre d'évidents obstacles. La jeune femme éprouvant des dyspareunies se verra souvent confrontée à la solitude de son syndrome, aggravée par le manque de considération fréquent du monde médical. Aussi ce symptôme retrouvé très fréquemment dans l'endométriose sera longtemps non avoué participant sans doute au retard diagnostique de cette pathologie. Bien souvent associées à d'autres plaintes, les dyspareunies peuvent être variables, d'une simple gène à une impossibilité d'avoir des relations sexuelles. Elles peuvent débuter dès les premiers rapports ou apparaître bien plus tard dans la vie de la femme. En cas de dégradation majeure de la qualité de vie, ce handicap peut être à l'origine d'une infertilité. Avec les règles douloureuses, les rapports sexuels douloureux doivent aiguiller le médecin vers la recherche d'une endométriose par un examen clinique soigneux cherchant à reproduire cette douleur de façon fugace. Cette recherche minutieuse d'une endométriose le plus souvent du fond vaginal et/ou utérin permettra d'orienter le radiologue pour affiner la localisation d'une probable lésion. Dans cette situation, la plainte évoquée par la patiente, le symptôme recherché par le médecin devra aboutir à des investigations permettant de s'orienter fortement ou non vers une endométriose.

Les signes digestifs – à type d'alternance diarrhée-constipation, nausées, vomissements, douleurs « au ventre » non spécifiques –, pouvant être accentués ou présents seulement pendant les règles, sont également fréquents. D'autres seront plus spécifiques évoquant une endométriose rectale comme des douleurs importantes lors d'émission de selles surtout pendant les règles, ou avec une atteinte de l'appendice et de la région iléo-caecale (jonction de l'intestin grêle et du gros côlon) pouvant se traduire par des occlusions intestinales brutales plus ou moins contemporaines des règles.

Les signes urinaires comme des douleurs à la miction* ou une miction fréquente peuvent être en relation avec une endométriose vésicale, parfois accompagnée de sang dans les urines (hématurie). Ces signes cliniques vont dépendre de la sévérité de l'endométriose pelvienne. D'autant plus que d'autres signes moins spécifiques tels que les lombalgies, douleurs sciatiques, douleurs projetées dans les cuisses seront souvent associés.

De façon beaucoup plus rare et anecdotique, une endométriose extra-pelvienne peut se développer comme une endométriose pulmonaire avec émission de sang lors de la toux et/ou pneumothorax, cérébrale avec convulsion, diaphragmatique et hépatique avec douleurs sous costales droites. Tous ces signes seront fortement évocateurs d'endométriose lorsqu'ils surviennent pendant les règles.

L'endométriose est une pathologie complexe dont la localisation, l'intensité, la dynamique et la chronologie sont propres à chaque patiente : « Il n'existe pas une endométriose mais des endométrioses ». Aussi les symptômes, trop souvent résumés aux règles douloureuses, devront être analysés, associés et interprétés pour donner tout son sens à l'interrogatoire de la patiente qui, bien souvent, permettra d'orienter un médecin averti pour une prise en charge optimale.

**J.-P. Estrade**

## L'endométriose et la qualité de vie

L'endométriose est une maladie chronique qui vient toucher l'intimité de la femme et qui, dans certains cas, peut affecter profondément sa qualité de vie à différents niveaux. Elle vient tout d'abord modifier profondément le rapport que la femme entretient avec son corps qui devient source de douleurs, parfois insupportables. La méconnaissance et la non-reconnaissance de la maladie ont aussi un impact sur la qualité de vie. En effet, le délai entre le début des troubles et le diagnostic de la maladie est souvent long. Plusieurs années durant lesquelles les patientes auront à gérer l'incertitude de leur état et le déni ou la banalisation de leur souffrance par leur entourage ou par des professionnels. On observe un retard de diagnostic important qui varie selon les études de 6 à 10 ans, en partie lié à la variabilité des symptômes (douleurs pelviennes, symptômes digestifs et urinaires, autres douleurs, fatigue...). Les traitements médicaux peuvent aussi altérer la qualité de vie car ils induisent potentiellement des effets secondaires importants. En effet, si ces traitements atténuent la douleur, ils diminuent également la libido. Tout comme le terme de ménopause induite n'est pas forcément évident à accueillir pour une femme, la chirurgie peut, quant à elle, modifier temporairement ou définitivement les fonctions urinaire, digestive et sexuelle.

Une difficulté rencontrée fréquemment à propos de la qualité de vie des patientes atteintes d'endométriose concerne la sexualité. La fréquence de la dyspareunie (douleurs provoquées par les relations sexuelles) affecte nettement les relations du couple. Certaines femmes expriment leur insatisfaction, leur souffrance et leurs angoisses autour de ce sujet. Une étude menée auprès des conjoints de femmes souffrant d'endométriose a d'ailleurs montré qu'un sentiment d'impuissance est souvent ressenti par ces derniers.

L'endométriose a également une incidence non négligeable sur la vie sociale et professionnelle des femmes. On constate souvent une restriction des relations sociales et, dans la sphère professionnelle, l'aménagement du travail ou l'absentéisme des patientes alimentent leur crainte de perdre leur emploi.

Enfin, l'incapacité parfois à se projeter dans le futur, due à l'incertitude concernant la fertilité et donc à imaginer le projet parental et la réalisation du désir d'enfant, ajoute à l'altération de la qualité de vie. Qu'il y ait ou non un projet d'enfant, la possibilité d'en avoir un demeure en suspens pour ces femmes.

Ainsi, la douleur physique et morale des femmes nécessiterait une prise en charge globale, incluant la possibilité de s'exprimer sur leur ressenti afin d'être accompagnée pleinement face à cette maladie. Car vivre avec une endométriose demande de déployer des qualités d'adaptation, de force et de créativité.

**S. Staracci, A. Fauconnier**

## « L'endométriose ne touche que les femmes adultes. »

*Afin d'améliorer la prise en charge des jeunes patientes, le ministère de l'Éducation nationale a signé ce lundi une convention avec cinq associations de patientes. Son objectif ? Sensibiliser tant les élèves que les infirmiers scolaires et les enseignants des collèges et des lycées à cette maladie.*

Le Figaro santé, juin 2016

Parce que dans l'inconscient collectif, il est normal que les femmes souffrent pendant leurs règles, et parce que la douleur des très jeunes femmes est plus rarement prise en compte, on considère que seules les femmes adultes sont concernées par l'endométriose. Pourtant…

Dans notre service, l'âge moyen des patientes endométriosiques est de 32 ans. Sur une période de 10 ans, parmi les patientes diagnostiquées en Auvergne, le pourcentage d'étudiantes était de 4,4 %. Ces chiffres sont rassurants pour les adolescentes quand les médias suggèrent que les adolescentes qui ont des douleurs pendant les règles ont toutes une endométriose que les médecins ne savent pas diagnostiquer.

Mais l'endométriose peut aussi concerner les femmes très jeunes.

Plusieurs études ont mis en évidence une fréquence élevée de l'endométriose (jusqu'à 50 %), lors de cœlioscopies réalisées chez des adolescentes pour des douleurs sévères (douleurs de règles, troubles digestifs ou urinaires et, une fois sur deux, des douleurs continues en dehors des règles).

De plus, dans une étude de la relation entre la durée des symptômes et la sévérité des lésions lors de la première cœlioscopie, lorsque des lésions profondes sont associées à des adhérences sévères des trompes et des ovaires, la durée d'évolution des douleurs atteignait plus de 14 ans et ces douleurs avaient débuté avant l'âge de 20 ans.

Le challenge est complexe pour les médecins, car il ne faut pas retarder le diagnostic. La durée d'évolution d'une douleur rend en effet son traitement plus difficile. La douleur s'apprend et plus elle est ancienne plus elle est ancrée dans la mémoire. Mais il ne faut pas pour autant terroriser toutes les jeunes femmes qui ressentent des douleurs pendant leurs règles. Car seulement 1 % des jeunes filles disent n'avoir aucun symptôme pendant leurs règles ; quelques douleurs pendant cette période du cycle représente donc la « norme ». Chez les adolescentes, la douleur est complexe à interpréter, la composante psycho-somatique pouvant être majeure. À cet âge, les changements physiques ou scolaires peuvent générer des stress importants à même d'augmenter ou de minimiser une douleur. Ainsi, définir une douleur « sévère » est difficile, l'éviction scolaire répétée reste un bon critère, si elle n'est pas associée à d'autres difficultés scolaires.

Il est donc nécessaire d'écouter la douleur des adolescentes, même si la prise en compte du contexte est essentielle. Si les douleurs sévères résistent aux approches médicamenteuses habituelles, il faudra procéder à un examen clinique par un spécialiste qualifié, une échographie, une IRM voire une cœlioscopie.

Cela dit, il ne faut pas porter par défaut le diagnostic d'endométriose chez toutes les adolescentes qui ont des douleurs pendant ou en dehors de leurs règles. Ce diagnostic doit être posé avec rigueur et être un diagnostic de certitude et non un diagnostic de présomption. Bien que peu fréquentes, les conséquences « extrêmes » de cette maladie sont stressantes et même effrayantes pour ces jeunes femmes qui voient s'éloigner bien des espoirs et des rêves, quand elles en lisent la liste.

Le challenge est aussi complexe pour les femmes. Une étude sociologique montre que le retard au diagnostic dépend de l'omerta qui pèse sur les règles, peut-être encore plus forte aujourd'hui. Dans ce monde « hypercompétitif », il est incongru qu'une femme évoque ses règles pour refuser ou différer une tache professionnelle. Elle préfèrera avoir recours à une automédication (avec parfois des posologies très supérieures aux doses normales) utilisant les antalgiques puissants aujourd'hui en vente libre.

Il est nécessaire que les femmes sachent que cette loi du silence sur les règles, que la société impose, les expose au risque de négliger des douleurs qui témoignent d'une forme grave. Se faire violence, pour répondre aux exigences d'un monde professionnel qui n'accepte aucune faiblesse, n'est sûrement pas toujours une bonne idée, notamment s'il faut le faire tous les mois.

L'endométriose remet ainsi en cause bien plus que des idées médicales, elle repose la question de la place des femmes dans notre société.

**M. Canis et l'équipe du CHU d'Estaing**
**à Clermont-Ferrand**

# « L'endométriose est une maladie héréditaire évolutive. »

*Il y a toujours quelques individus que le hasard isole,*
*ou que la génétique (dé)favorise.*

Ronald Wright, *Chronique des jours à venir*, 2007

En matière d'endométriose, il existe des théories expliquant le développement de la maladie, mais on ne comprend en revanche toujours pas son origine.

Plusieurs mécanismes pourraient expliquer comment des cellules de l'endomètre se retrouvent là ou il ne faut pas, c'est-à-dire en dehors de la cavité utérine, et forment l'endométriose :

– La théorie du reflux (hypothèse de Sampson) ou de l'implantation suggère que l'endométriose pourrait être générée par une partie du flux des règles qui ne s'écoulerait pas par le vagin, mais refluerait par les trompes, pour inonder la cavité abdomino-pelvienne. Les cellules endométriales, que ce flux contient, pourraient ainsi s'implanter sur les organes voisins ou la paroi de l'abdomen. Rien n'explique encore pourquoi chez certaines femmes, susceptibles de développer une endométriose, ces cellules peuvent s'implanter.

– La théorie des résidus embryonnaires fait l'hypothèse que l'endométriose découlerait de cellules d'endomètre qui n'ont pas migrées comme il fallait quand l'embryon s'est formé. À l'âge adulte, ces cellules, qui ne sont pas au bon endroit, se développeraient néanmoins, comme celles présentes dans l'utérus, et formeraient les lésions d'endométriose. Toutefois, rien n'explique pourquoi, chez certaines femmes, ces cellules s'arrêteraient dans leur migration.

– La théorie métaplasique considère qu'une « dégénérescence » des cellules péritonéales, qui tapissent la cavité abdominale, pourrait les faire « dériver » jusqu'à devenir des cellules d'endomètre et donner naissance aux lésions d'endométriose. Mais encore une fois, rien n'explique pourquoi certaines femmes, à risque d'endométriose, développeraient cette dégénérescence.

– La théorie métastatique suggère que des cellules d'endomètre pourraient passer dans la circulation sanguine et être transportées dans des endroits où elles ne sont pas censées se trouver. Le développement de ces « métastases » d'endomètre produirait les lésions d'endométriose. La raison expliquant le passage anormal de ces cellules dans la circulation sanguine de femmes susceptibles de développer l'endométriose reste, elle aussi, inconnue.

Aucune théorie ne peut, à elle seule, expliquer toutes les localisations d'endométriose, et il est probable que ces quatre mécanismes puissent jouer de façon conjointe. Reste à expliquer pourquoi certaines femmes seront sensibles à l'un plutôt qu'à l'autre ou bien à tous ces mécanismes à la fois et seront susceptibles de développer de l'endométriose.

### Quels sont les arguments pour une cause héréditaire à l'endométriose ?

Bien des équipes se sont attachées à trouver la cause de l'endométriose, en explorant des domaines aussi variés que les réactions immunitaires contre soi, l'effet des polluants ou l'infection. Aucun résultat probant n'étant ressorti de ces recherches, c'est donc vers des causes génétiques que l'attention s'est dirigée.

On observe, en effet, des différences de fréquences de l'endométriose, selon que la population étudiée est caucasienne ou afro-américaine par exemple, ce qui constitue un premier argument pour justifier l'hypothèse génétique. Cependant, il ne faut pas négliger le fait que cela pourrait être plutôt dû à une différence de dépistage et d'accès au soin.

L'étude des familles de femmes souffrant d'endométriose a montré que les mères de patientes atteintes avaient un risque huit fois supérieur de développer la même maladie, tandis qu'il était de six fois supérieur pour les sœurs. Cela dit, ce lien aurait pu ne pas être que génétique, mais également découler d'une exposition environnementale que les familles partageraient.

L'étude des jumelles donne l'argument le plus solide pour l'importance de la cause génétique dans l'endométriose. Les jumelles peuvent être génétiquement identiques (jumelles homozygotes) ou ne partager qu'une partie de leur patrimoine génétique (jumelles hétérozygotes). Quel que soit le type de gémellité, elles ont grandi dans le même utérus et ont ensuite partagé le même environnement pendant leur enfance. En observant la concordance de l'endométriose, dans chacun des deux types de jumelles, on a pu estimer que la part génétique (héritabilité) dans la survenue de l'endométriose était de 51 %.

### Comment l'endométriose est-elle transmise ?

Si la part génétique de l'endométriose n'est pas négligeable, elle n'est pas de 100 %, ce qui suggère une hérédité multifactorielle, avec plusieurs variants génétiques (implication de plusieurs traits de l'hérédité), associée à d'autres causes environnementales, comme les perturbateurs endocriniens ou d'autres toxiques. En cas d'hérédité multifactorielle, la variation génétique dans ou à côté d'un gène ne peut, à elle seule, expliquer la maladie. Bien d'autres maladies comme le diabète ou l'hypertension artérielle partagent également ce type d'hérédité. Cette hérédité multifactorielle se différencie de l'hérédité des maladies mendéliennes, comme la myopathie de Duchenne ou la mucoviscidose par exemple, dans lesquelles la mutation dans le gène est seule responsable de la maladie.

Beaucoup d'études, par analyse de liaison pangénomique (variation génétique, GWAS en anglais), ont été menées pour identifier les gènes potentiellement impliqués dans la genèse de l'endométriose. Le but était de sélectionner une population de femmes à risque de développer de l'endométriose, en isolant des « marqueurs génétiques » à l'aide d'une simple prise de sang, afin de les suivre plus étroitement et de faire plus rapidement le diagnostic. Cette stratégie n'a malheureusement pas donné les résultats escomptés et nous ne sommes pas aujourd'hui en mesure de prédire la survenue de l'endométriose par un test génétique.

Si la génétique n'a pour l'instant pas permis de prédire la survenue de la maladie, elle a quand même servi à connaître un peu mieux certains aspects de l'endométriose.

Par exemple, des études génétiques sur les lésions déjà formées ou sur l'endomètre d'utérus de femmes atteintes d'endométriose ont permis de mieux comprendre le mécanisme de formation des lésions et l'altération de la fertilité. Ainsi, la dérégulation des gènes responsables de la synthèse et de l'activité des hormones stéroïdes sexuelles (œstrogène et progestérone), ainsi que des gènes de l'inflammation semblent être particulièrement impliqués dans la physiopathologie des lésions. D'autres anomalies « épi-génétiques » de l'endomètre pourraient perturber l'implantation embryonnaire et expliquer en partie l'infertilité liée à l'endométriose.

Ainsi, les études génétiques menées en cas d'endométriose ont-elles beaucoup permis d'approfondir le comment, mais bien peu le pourquoi de la maladie. Leur intérêt est avant tout en recherche.

S'il est indéniable que l'endométriose est pour une part liée à une transmission héréditaire, la complexité de cette transmission ne permet pas d'application pratique en médecine. Aujourd'hui, nous ne savons pas prédire si une femme transmettra ou non l'endométriose.

**A. Torre, D. Geneviève, A. Fauconnier**

## « Les facteurs environnementaux favorisent l'endométriose. »

*Des polluants organiques persistants, même ceux utilisés par le passé, peuvent continuer à affecter la génération actuelle de femmes en âge de procréer, engendrant chez elles des maladies d'origine hormonale.*

Kristen Upton, chercheuse,
revue *Environmental Health Perspectives*, 2013

La fréquence de l'endométriose explose depuis 30 ans en prenant un aspect épidémique. Indépendamment de l'amélioration des techniques d'imagerie diagnostique par l'échographie et la résonance magnétique nucléaire (IRM), et surtout la connaissance de la pathologie par les femmes et les médecins dans le but de réduire le délai entre premiers symptômes et diagnostic, il faut s'interroger sur l'existence au cours de ces dernières décennies d'événements environnementaux pouvant majorer l'endométriose.

Un des premiers facteurs environnementaux à regarder est la présence des femmes dans le monde du travail. Il est admis que les femmes endométriosiques ont un terrain psychologique associé à un syndrome dépressif plus fréquent, avec une anxiété et une introversion plus souvent rencontrées. Ce qui est constant et majoré dans le monde du travail depuis 30 ans, c'est la place que les femmes ont prise dans l'entreprise avec des responsabilités au moins équivalentes à celles des hommes. Cependant, leur place n'est pas reconnue, leurs salaires sont moindres, l'accès aux responsabilités est limité et le harcèlement du monde du travail est une réalité objective, reconnue voire admise par tous. De plus, les responsabilités données ont repoussé l'âge de la première maternité. Aussi on peut se demander si ce trait de dépression ou d'anxiété plus fréquemment rencontré n'est pas la conséquence de l'oppression du monde du travail sur les femmes, pouvant générer l'apparition d'une endométriose. Aux États-Unis, Stacey Missmer et ses collaborateurs ont trouvé moins de cas d'endométriose chez les femmes hispaniques et noires américaines, celles-ci étant moins bien intégrées dans le monde du travail, ce qui pourrait aller dans le sens d'un monde du travail inadapté à la répartition des tâches qui amène les femmes à une double journée de travail.

Les facteurs classiques d'endométriose sont en lien avec de fortes expositions aux œstrogènes, ce qui implique que tout facteur responsable d'hyperœstrogénie peut favoriser l'endométriose. Une surconsommation d'alcool, en augmentant l'activité de certaines enzymes dites aromatases, favorise l'hyperœstrogénie et donc l'endométriose. L'on observe dans plusieurs études une surconsommation alcoolique en cas de syndrome dépressif détecté chez les femmes endométriosiques. *A contrario* l'augmentation du tabagisme actif chez les femmes représente, par son caractère hypoestrogénique, un facteur protecteur paradoxal de l'endométriose…

Quatre facteurs purement environnementaux ont été étudiés : les dioxines, la pollution de l'air, les pesticides et les phtalates. Le drame de Seveso en Italie en 1976 en lien avec l'explosion d'une usine chimique, avait alerté sur les conséquences des dioxines. Celles-ci sont issues des processus industriels mais également produites par des phénomènes naturels, comme les éruptions volcaniques ou les feux dont la fréquence est majorée depuis les phénomènes de réchauffement climatique, ou encore dans les pays en voie de développement par le mécanisme de déforestation. Les dioxines interagissent avec les récepteurs aux œstrogènes et suppriment l'expression des récepteurs à la progestérone. Deux principales dioxines sont rencontrées le PCB (Polychlorobiphényle) et le TCDD (Tetrachlorodibenzo-p dioxine). Les études chez les primates ont révélé qu'une exposition de quatre ans au TCDD était corrélée à l'apparition d'une endométriose sévère. En reprenant le drame de Seveso, les auteurs italiens ont montré qu'il y avait un taux élevé dans l'atmosphère de TCDD. En 1976 après l'accident, le sérum de 601 femmes de moins de 30 ans avait été conservé. Le risque relatif d'apparition d'endométriose a été de 2,1 chez les patientes avec les concentrations les plus importantes de TCDD et la prévalence de l'endométriose 20 ans après a donc été doublée chez ces patientes.

Cependant, très peu d'autres recherches ont confirmé ces données, tout simplement par l'absence de mesure de dioxine chez les patientes, limitant de fait l'interprétation des études.

Le risque d'endométriose en lien avec la pollution de l'air est aussi très discuté. Une large étude américaine effectuée sur 84060 infirmières suivies n'a retrouvé aucune association entre l'endométriose et la mesure de la distance de leur habitat avec les grands axes routiers. De plus, de nombreuses molécules de pesticides ont été testées et les résultats restent très divergents, sans que l'on puisse avoir une conclusion définitive entre le risque de pollution atmosphérique ou la toxicité directe des pesticides.

Le bisphénol A est un perturbateur endocrinien œstrogénomimétique qui se lie aux récepteurs alpha des œstrogènes et est régulièrement signalé comme source de pollution. Ce phtalate est clairement en lien avec les conséquences de l'hyperœstrogénie. Ainsi, une augmentation de la concentration de bisphénol observée semble accroître d'environ 50 % le risque de voir apparaître de l'endométriose.

L'étude des phénomènes environnementaux reste difficile car il est quasiment impossible de compartimenter les expositions respectives à tel ou tel facteur et que probablement les femmes dans leur environnement personnel, professionnel et leur façon de vivre sont exposées à plusieurs phénomènes associés reliés à l'endométriose. Ces expositions multiples introduisent la notion d'épigénétique, c'est-à-dire des modifications des facteurs génétiques sous l'influence de facteurs environnementaux. Il n'est donc pas exclu que l'on observe une modification dans la fréquence de l'endométriose liée à une évolution de la susceptibilité génétique, conséquence des facteurs environnementaux. Ceci est à rapprocher de l'existence de familles où l'endométriose est fréquente et considérée comme génétique, alors qu'elle pourrait être tout simplement la conséquence des expositions chimiques favorisant l'hyperœstrogénie.

**H. Fernandez**

## « L'endométriose augmente le risque de cancer. »

*Les lésions d'endométriose peuvent se définir comme des « métastases bénignes ».*

Inserm, dossier Endométriose, novembre 2013

La présentation clinique de l'endométriose peut, il est vrai, faire penser au cancer. Comme dans le cas du cancer, les lésions d'endométriose peuvent se localiser ailleurs que là où elles ont pris naissance (l'utérus, en l'occurrence). Comme dans le cas du cancer, les lésions d'endométriose échappent au système immunitaire, et sont capables de générer de nouveaux vaisseaux sanguins, qui leur apportent tout ce dont elles ont besoin pour survivre. Comme dans le cas du cancer, aussi, les lésions d'endométriose peuvent toucher d'autres organes, comme le péritoine*, les ovaires, la paroi postérieure du vagin, le tube digestif (en particulier le rectum et le côlon sigmoïde) ou encore la vessie et les uretères. Cependant, si l'endométriose et le cancer partagent certaines caractéristiques, il est certain que l'endométriose n'est pas un cancer. L'endométriose est une maladie bénigne qui ne conduit jamais au décès des femmes qui en sont atteintes, même en l'absence de traitement. Dans la très grande majorité des cas, les lésions arrêtent de progresser avec le temps, en taille comme en nombre, même lorsqu'aucun traitement n'est prescrit. Cela s'explique, au niveau cellulaire et moléculaire, par l'absence d'anomalies génétiques, comme celles qui sont observées dans les cellules tumorales, et par l'existence de mécanismes de contrôle de la division cellulaire. Une lésion d'endométriose se transforme au fil du temps en un tissu fibreux, comme cela peut s'observer au sein d'une cicatrice. L'endométriose peut donc être considérée comme le seul exemple de « maladie métastatique bénigne » connu dans l'espèce humaine.

Pour autant, des cancers peuvent-ils se développer à partir de lésions d'endométriose ?

C'est le risque de cancer de l'ovaire associé à l'endométriose qui a été le plus étudié jusqu'à présent. Il existe une association démontrée entre le cancer de l'ovaire et l'endométriose. Cependant, le risque de développer un cancer de l'ovaire, qui est déjà faible dans la population générale (de l'ordre de 1 % au cours de la vie d'une femme), n'est que très modérément augmenté chez les femmes atteintes d'endométriose (de l'ordre de 1,3 fois plus). Il faut donc rassurer les femmes touchées par l'endométriose lorsqu'elle s'interroge sur le risque de cancer de l'ovaire, ce d'autant que l'augmentation du risque ne concerne que certains sous-types très rares de cancer de l'ovaire. L'endométriose semble, en revanche, une maladie qui diminue le risque de développer le sous-type de cancer de l'ovaire le plus fréquent, qui représente plus de 70 % des cas.

Cette association entre l'endométriose et le cancer de l'ovaire ne permet pas de préjuger d'une relation de cause à effet. En d'autres termes, il n'est pas démontré que le cancer survient directement à partir des lésions d'endométriose qui se seraient transformées en lésions malignes. L'augmentation du risque pourrait être parfaitement expliquée par des facteurs de risque partagés par les deux maladies, à savoir : une puberté précoce, l'âge jeune des premières règles, une ménopause tardive, l'infertilité, l'absence de grossesse et d'accouchement et le stress chronique. Des facteurs communs sont également protecteurs pour les deux maladies : la ligature de trompes, l'hystérectomie (ablation chirurgicale de l'utérus), la pilule contraceptive œstro-progestative et l'activité physique.

En raison de la rareté de ces cancers de l'ovaire associés à l'endométriose, il n'y a pas lieu de surveiller spécifiquement les patientes vis-à-vis de ce risque, que ce soit par des examens d'imagerie ou toute autre procédure de dépistage. Cela est source d'anxiété pour les patientes et risque d'entraîner la prescription d'autres examens, inutiles et coûteux. Pour la même raison, il n'est pas nécessaire de proposer aux patientes, même si elles sont porteuses de kystes de l'ovaire d'origine endométriosique, de retirer chirurgicalement les ovaires ou l'utérus, après la ménopause ou après l'accomplissement du projet parental. La réduction du risque attendue par la réalisation d'une chirurgie préventive n'est que de 0,66 %. Personne ne propose de retirer préventivement les seins ou la prostate pour diminuer le risque de cancer du sein ou de la prostate, pourtant dix fois plus fréquents que le cancer de l'ovaire !

L'association éventuelle entre l'endométriose et d'autres types de cancer est beaucoup moins bien documentée dans la littérature médicale. L'endométriose pourrait protéger du cancer du col de l'utérus. Les patientes sont probablement mieux suivies que les femmes de la population générale et bénéficient plus largement du dépistage du cancer du col de l'utérus par la réalisation de frottis cervico-utérin. À l'inverse, l'endométriose pourrait conférer un très léger sur-risque vis-à-vis du cancer du sein et du mélanome cutané malin. Ces données doivent cependant être confirmées par de nouvelles études. Il faut là encore probablement rassurer les femmes touchées par l'endométriose vis-à-vis du risque de cancer du sein et de mélanome malin et s'assurer simplement qu'elles bénéficient du dépistage actuellement proposé pour ces deux maladies.

Dans les prochaines années, les travaux scientifiques devront s'attacher à préciser les liens entre l'endométriose et les cancers précédemment cités. En particulier, il faudra prendre en compte les différents sous-types de la maladie (endométriose superficielle, endométriose pelvienne profonde, kystes de l'ovaire endométriosiques) ainsi que les traitements médicaux ou chirurgicaux, qui peuvent certainement moduler ce risque.

**B. Borghese, C. Chapron**

## « L'endométriose est une cause d'infertilité. »

*L'endométriose est aujourd'hui la première cause d'infertilité féminine en France.*

Site Ivi, mars 2017

L'endométriose peut être une cause d'infertilité, et cela par quatre mécanismes isolés ou associés.

Le premier mécanisme est inflammatoire. Dès le début de la maladie, les implants endométriosiques pelviens provoquent une inflammation à la fois locale (au contact des lésions), mais aussi en fonction de l'extension des lésions dans l'ensemble du petit bassin. Cela se manifeste entre autres par les douleurs pendant les règles (les dysménorrhées*), et c'est une des raisons de l'efficacité (totale ou partielle) des médicaments anti-inflammatoires sur ces douleurs. En ce qui concerne la fertilité, cette ambiance inflammatoire de l'appareil génital féminin, en particulier dans les trompes (lieu de rencontre entre l'ovule et le spermatozoïde), n'est pas propice à la fécondation. Néanmoins, il y a des ovules et des spermatozoïdes que cela ne gêne pas du tout, d'autant plus que l'intensité de la réaction inflammatoire est fluctuante dans le temps (toutes les femmes qui ont de l'endométriose ont constaté que certains épisodes de règles sont plus ou moins douloureux que d'autres).

Le deuxième mécanisme est obstructif. Au fur et à mesure de l'évolution de la maladie apparaissent des adhérences. Les trompes, premier lieu de passage du reflux menstruel, après avoir été inflammatoires, peuvent progressivement se boucher, soit par l'intérieur du tube, soit par compression ou striction externe. Par ailleurs, il est très fréquent que des adhérences s'installent dans la zone entre l'ovaire et le bout de la trompe. Dans ce cas, l'ovule, qui vient d'être pondu par l'ovaire, et le spermatozoïde, qui remonte le vagin et l'utérus jusqu'à la trompe, sont dans l'impossibilité physique de se rencontrer et la fécondation n'a pas lieu.

Le troisième mécanisme est ovulatoire, surtout s'il existe des kystes ovariens d'endométriose (ou endométriomes). Ces kystes gênent à la fois le bon déroulement de la folliculogénèse (c'est-à-dire le réveil et la maturation de l'ovule tous les mois), mais aussi l'ovulation, c'est-à-dire le phénomène qui permet à l'ovule mûr (et prêt à être fécondé) d'être expulsé de l'ovaire pour gagner la trompe. Il suffit de se rappeler qu'un ovaire normal fait à peu près la taille d'un pruneau, et qu'un endométriome peut atteindre celle d'une balle de ping-pong, voire de tennis, pour comprendre que forcément cela gêne le bon fonctionnement de l'ovaire !

Le quatrième mécanisme est l'altération de la réserve ovarienne, surtout en cas d'endométriome. En effet, le kyste ovarien d'endométriose se développe lors de chaque épisode de règles, en « grignotant » le tissu ovarien, où se trouve la réserve d'ovules d'une femme, ce qui fait donc diminuer son stock. Ce déficit peut par ailleurs être aggravé par le traitement chirurgical des endométriomes. En effet, un kyste est une boule composée d'une coque (qui adhère à l'ovaire sain) dans lequel se trouve du liquide chocolat d'endométriose. Les kystectomies classiques comportent non seulement l'évacuation du liquide, mais aussi l'ablation de la coque. Or, quand un chirurgien cherche à enlever la coque, il arrache forcément en même temps de l'ovaire sain, et donc des ex-futurs ovules. Et plus le kyste est gros, plus cet arrachage est important. De plus, en l'absence de traitement supprimant les règles, au moins un tiers des endométriomes récidivent… ce qui risque de provoquer de nouvelles chirurgies. Il n'est donc pas rare de découvrir chez une femme endométriosique une insuffisance ovarienne prématurée (parfois interprétée à tort comme une ménopause précoce).

Il est alors très probable qu'une femme qui cumule les quatre mécanismes aura besoin d'une assistance médicale à la procréation (AMP) pour obtenir une grossesse, surtout si elle commence à essayer d'avoir un bébé après 35 ans (âge où la fertilité commence à décliner chez toutes les femmes) et/ou si le sperme de son conjoint présente aussi des altérations. Heureusement, les femmes concernées par l'association de tous ces mécanismes ne représentent souvent que les formes les plus graves de la maladie. L'infertilité n'est pas une caractéristique obligatoire de l'endométriose, la plupart des femmes endométriosiques ne sont pas infertiles et n'auront jamais besoin de techniques d'assistance médicale à la procréation pour obtenir une grossesse. L'endométriose concerne 1 femme sur 10, la stérilité féminine bien moins que cela !

On considère qu'un couple présente une infertilité à partir du moment où il y a eu « 12 à 18 mois d'exposition au risque grossesse », et que cette grossesse n'arrive pas. C'est à ce moment que débutent les consultations et les examens complémentaires. Mais ce délai doit être raccourci s'il existe un facteur de risque d'infertilité connu (par exemple traumatisme testiculaire grave chez l'homme, absence totale de règles chez la femme, etc.), et la notion d'une endométriose connue est un facteur de risque. Il est donc légitime de ne pas attendre aussi longtemps si la femme a une endométriose (d'autant plus que chaque épisode de règles est un élément d'aggravation de la maladie) pour débuter les explorations, en espérant dans de nombreux cas que la patiente sera enceinte spontanément avant que tous les examens n'aient été faits.

Néanmoins, il existe un cinquième mécanisme d'infertilité dans l'endométriose, qui est d'ordre... sexuel. L'exposition au risque grossesse implique, même si cela paraît évident, que les rapports sexuels soient nombreux et réguliers, au moins trois fois par semaine. Or de nombreuses patientes endométriosiques présentent des dyspareunies (douleurs lors des rapports), phénomène qui a d'ailleurs souvent tendance à s'aggraver avec le temps, et qui malheureusement peut avoir des répercussions sur la vie de couple. Rien d'étonnant alors à ce que la fréquence des rapports sexuels soit insuffisante pour permettre l'obtention d'une grossesse, ce qui justifie d'autant plus de réduire le délai d'attente avant de débuter les explorations.

**I. Chanavaz-Lacheray**

# DIAGNOSTIC ET TRAITEMENTS

## « Le délai diagnostique de l'endométriose est trop long. »

*C'est fort heureusement une maladie que l'on peut arriver à soigner, mais à condition que le diagnostic soit fait à temps car plus l'endométriose est étendue, plus elle est difficile à soigner.*

Dr Erick Petit, radiologue, site Top Santé, mars 2015

Le délai diagnostique de l'endométriose est de plusieurs années : dans les années 1990, en Grande-Bretagne la moyenne du délai entre le début des symptômes et la cœlioscopie diagnostique était de 7,7 années ; il est de 4,7 années dans l'étude du Dr. Charles Vallet réalisée à Paris en 2011, mais peut varier de 6 à 10 ans. Ce délai est trop long, mais comment peut-on l'expliquer ? Et comment faire pour être plus performant ?

Ce délai est tout d'abord dû à la méconnaissance de certains aspects de cette maladie, mais aussi à la difficulté de poser le diagnostic du fait d'une symptomatologie non spécifique et variable.

Pire encore, cette pathologie est parfois découverte « par hasard » dans un contexte d'urgence. Sur le plan gynécologique, l'urgence en matière d'endométriose relève, le plus souvent, d'une suspicion de torsion de l'ovaire, suspicion fréquente mais exceptionnellement rencontrée tant il est vrai que dans ce contexte, les kystes ovariens sont, la plupart du temps, fixés par des adhérences. Toutefois, les gynécologues n'ont plus le droit d'ignorer l'importance d'un interrogatoire précis en reprenant l'histoire douloureuse de la patiente (ses caractéristiques, la notion d'une dyspareunie* profonde…), et en recherchant les signes urinaires ou digestifs qui orientent vers les différentes localisations possibles de l'endométriose.

Les autres complications nécessitant une intervention en urgence sont très rares et ne relèvent pas de la chirurgie gynécologique : occlusion, invagination intestinale aiguë, perforation digestive de même que les complications urologiques à type de colique néphrétique. Dans tous ces cas, il est exceptionnel que les patientes n'aient pas été symptomatiques de longue date et croisé et recroisé la route de nombreux gynécologues. Ont-elles été entendues, ont-elles été écoutées ?

Mieux comprendre ce qu'est l'endométriose nous donne un premier éclairage. Elle est liée à une localisation anormale du tissu endométrial. L'endomètre* est la muqueuse qui tapisse la face interne de l'utérus. Ce tissu se nomme endométriose lorsqu'il est retrouvé en dehors de l'utérus. Comme l'endomètre, il est sensible aux variations hormonales ; il va augmenter de taille et d'épaisseur sous stimulation œstrogénique tout au long du cycle, et se désagréger lors de la période des règles. L'endomètre normal qui tapisse la cavité utérine va pouvoir s'évacuer par le vagin, ce sont les règles, alors que le produit de dégradation de l'endométriose reste piégé dans la cavité abdominale. Il va alors induire une réaction de l'organisme entraînant une inflammation locale, des phénomènes de rétraction tissulaire, d'adhérences, d'enkystement. Cycle après cycle, les lésions d'endométriose se développent ainsi que les conséquences de la réaction de l'organisme. Néanmoins, cette pathologie reste très lentement évolutive et il faut souvent de nombreuses années pour que les lésions initiales microscopiques deviennent clairement visibles sur les examens d'imagerie. L'endométriose va préférentiellement s'installer sur la face postérieure de l'utérus, au niveau des ligaments utéro-sacrés (reliant le col de l'utérus au sacrum), sur les ovaires, dans l'épaisseur de la paroi utérine (adénomyose*), au niveau du péritoine* pelvien, sur la vessie, sur le tube digestif ; mais aussi plus rarement sur le péritoine de la coupole diaphragmatique qui peuvent, en le traversant, donner des localisations au niveau de la plèvre ou du poumon. D'autres localisations ont été décrites mais sont très exceptionnelles.

Cependant, les symptômes peuvent apparaître dès le début de l'évolution, c'est-à-dire, dès l'apparition des premières règles. Quels peuvent-être ces symptômes ? On entend encore trop souvent dire qu'il est normal que les règles soient douloureuses. De fait, de très nombreuses femmes font l'expérience de règles douloureuses sans qu'il y ait de pathologie sous-jacente. Mais, chez une patiente qui a des douleurs majeures (≥7 sur une échelle visuelle analogique), des malaises et doit être en arrêt maladie durant ses règles, il faut rechercher une endométriose.

De plus, l'endométriose est une pathologie qui peut aussi être responsable de symptômes divers… Les localisations au niveau de l'utérus ou des ligaments utéro-sacrés peuvent engendrer des douleurs lors de rapports sexuels ; ces douleurs sont alors profondes (dans le ventre), balistiques (quand le partenaire touche le fond du vagin) ou positionnelles (présente dans certaines positions sexuelles et pas dans d'autres). Les localisations digestives peuvent entraîner des douleurs lors de la défécation, mais aussi des diarrhées, du sang dans les selles, des difficultés à aller à la selle (syndrome sub-occlusif, constipation). Les localisations diaphragmatiques pourront donner des douleurs au niveau du foie ou de l'épaule droite, majorées par l'inspiration profonde.

Des symptômes urinaires sont aussi fréquents mais rarement au premier plan. Il peut s'agir de douleurs vessie pleine ou de crampes lors de la miction* ; il faut alors rechercher une localisation de l'endométriose sur la paroi vésicale. Mais il peut aussi s'agir simplement de signes de cystites, ce qui correspond à une irritation des nerfs de la vessie dans leur trajet, le plus souvent en arrière de l'utérus.

L'endométriose est aussi responsable d'une diminution de la fertilité qui reste bien souvent le mode de découverte de la maladie, plus que l'altération de la qualité de vie qui peut cependant être majeure.

Ces symptômes variés sont souvent évocateurs de bien d'autres pathologies éloignées de l'endométriose. Dans tous les cas, c'est le caractère cyclique ou à renforcement cataménial (c'est-à-dire en période de règles) qui doit attirer l'attention.

Par ailleurs, nous savons que l'intensité de la douleur n'est pas proportionnelle à la taille des lésions, mais à l'importance de la réaction inflammatoire, à leur localisation et à l'altération de l'innervation.

Ainsi, les lésions jeunes entraînent volontiers davantage de réactions inflammatoires et donc de douleurs, alors même qu'elles sont peu volumineuses et peu visibles. Les lésions infiltrant les tissus en profondeur, notamment sur les côtés, vont plus fréquemment léser les fibres nerveuses et engendrer des douleurs chroniques. Ainsi, le ressenti et le vécu de la patiente doivent être pris en compte indépendamment de la taille des lésions endométriosiques retrouvées.

Pour poser le diagnostic d'endométriose, il faut y penser. Cette pathologie a longtemps été méconnue du grand public, mais aussi du corps médical. L'endométriose est une pathologie pour laquelle l'adage « On ne trouve que ce que l'on cherche.

On ne cherche que ce que l'on connaît » s'applique parfaitement.

Seule la cœliocopie permet le diagnostic histologique de l'endométriose. Cela signifie que le diagnostic de l'endométriose ne sera confirmé avec certitude qu'après exploration méticuleuse de toutes les régions de l'abdomen et du petit bassin et retrait des lésions (par chirurgie) qui doivent ensuite être analysées sous microscope par un médecin anatomopathologiste. Mais proposer une chirurgie première à toutes les patientes ayant des douleurs est difficilement concevable en France en 2017, car ferait courir un risque opératoire et anesthésique parfois important alors même que le traitement de cette pathologie peut être simplement médical.

L'examen non invasif de choix est donc la résonance magnétique nucléaire (IRM), mais faut-il encore que le radiologue soit sensibilisé et entraîné à repérer les lésions endométriosiques. Sur l'IRM, l'endométriose crée des images de rétraction, de spicules (en forme d'aiguille), de kystes ovariens. Ces images ne sont pas toutes spécifiques et n'interpelleront pas forcément un radiologue non sensibilisé. Surtout, il faut que les bonnes coupes avec les bons contrastes aient été réalisées, ce qui est loin d'être toujours le cas. Ainsi, il est indispensable que cet examen soit effectué par un radiologue connaissant bien la pathologie.

Mais avant toute chose, c'est bien l'écoute de la patiente et le questionnement attentif sur les différents symptômes, leurs caractéristiques, leur chronologie, leurs localisations qui doit permettre d'évoquer le diagnostic. L'examen clinique minutieux ensuite est l'élément clé ayant une bonne valeur prédictive positive du diagnostic d'endométriose. Il doit être réalisé pas à pas cartographiant les douleurs, repérant des troubles de la sensibilité de la peau, du périnée, du vagin et retrouvant des zones de rétraction, notamment dans le fond du vagin.

D'autres examens peuvent être nécessaires afin d'étayer le diagnostic et localiser précisément la maladie : échographie abdominale et pelvienne, échographie-endoscopie rectale, coloscopie ; tout comme d'autres examens permettant d'éliminer un diagnostic différentiel. Bien sûr, toutes les douleurs pelviennes chroniques ne sont pas de l'endométriose, mais y penser est essentiel, notamment lorsque la symptomatologie gynécologique n'est pas au premier plan.

Ce délai diagnostique peut être séparé en deux périodes distinctes : le « délai patiente » représentant la période entre l'apparition des premiers symptômes et la première consultation d'un praticien, et le « délai médical » correspondant au temps entre la première consultation et le diagnostic. Les patientes ont des difficultés elles mêmes à distinguer le caractère de leurs symptômes cataméniaux entre « normal » et « pathologique », ce qui représente également un frein au diagnostic.

Réduire le délai diagnostique de l'endométriose est un objectif majeur : cela permet d'améliorer la qualité de vie des femmes, de diminuer leurs douleurs, de prendre en charge leurs différents symptômes, de lutter contre l'évolution de la maladie, notamment vers des formes graves, et ses conséquences telle que la diminution de la fertilité. De plus, poser le diagnostic va permettre à la patiente d'avancer.

L'endométriose garde encore des zones d'ombre, d'inconnu, d'incompris, mais la réduction du délai diagnostique est un enjeu primordial de santé publique.

**P. Panel, P. Baissas**

## « La douleur ne peut être soulagée que par la chirurgie. »

*À l'époque, il n'existait pas de traitement médicamenteux, et seule la chirurgie était employée pour traiter les zones d'endométriose. Entre 1952 et 1962, Marilyn Monroe subit sept interventions destinées à la soulager.*

Dr Winkler, *Tout ce que vous avez toujours voulu savoir sur les règles sans jamais avoir osé le demander*, 2008

Il y a plusieurs théories pour expliquer les douleurs causées par l'endométriose.

Il faut se rappeler que cette maladie est liée à la migration de fragments de muqueuse utérine qui vont se greffer en dehors de l'utérus. Ils peuvent se coller sur la vessie, le rectum, le fond du vagin ou le péritoine* qui est une sorte de voile tapissant tous les organes à l'intérieur du ventre.

Tel de petits aliens, ces implants vont vivre à leur propre compte et assez logiquement ils vont saigner tous les mois dans le ventre, irritant ainsi le péritoine, ce qui va engendrer des douleurs cycliques.

À la longue ces saignements entraînent des accolements entre les organes, des nodules et des adhérences qui sont aussi responsables de douleurs chroniques.

Les sites où se greffent ces implants connaissent des modifications biologiques avec une production augmentée de médiateurs de l'inflammation et de la douleur. Il peut également y avoir une atteinte de la fonction nerveuse amenant à une modification de l'information douloureuse transmise au cerveau.

Tout comme l'utérus et l'endomètre*, l'activité de ces implants ectopiques est sous le contrôle des hormones sécrétées par les ovaires. Enfin certaines lésions vont avoir un effet mécanique : torsion d'un gros kyste de l'ovaire endométriosique, infiltration de racines nerveuses, etc.

Les traitements, qu'ils soient médicaux ou chirurgicaux, ont donc pour objectif de neutraliser ces mécanismes. Le choix du traitement dépendra de la sévérité des douleurs, de l'âge de la femme, de son désir de grossesse et bien sûr de la localisation et de l'étendue des lésions.

**Traitement médical**

Lorsqu'une jeune fille ou une femme présente des douleurs liées à l'endométriose, différents traitements médicaux peuvent lui être proposés. On retrouve principalement les anti-inflammatoires non stéroïdiens (AINS), les contraceptifs hormonaux et les agonistes de la GnRH (médicaments mimant la ménopause).

– Les AINS seront utilisés en première ligne pour soulager la douleur. Il s'agit de comprimés pris oralement qui auront pour effet de réduire l'inflammation pouvant être responsable de la douleur.

En règle générale, ce type de médicament est prescrit en première intention mais sera très souvent et rapidement associé à un traitement hormonal comme une contraception œstro-progestative, des progestatifs ou un dispositif intra-utérin hormonal (stérilet Mirena ou Jaydess).

– La contraception œstro-progestative est prescrite initialement de façon classique (avec 7 jours d'arrêts pendant lesquels les règles arrivent), mais elle sera plus efficace en prise continue pour soulager la douleur.

Le but est de supprimer les règles, donc la production de muqueuse, qui de ce fait ne va plus migrer hors de l'utérus. Ce traitement se prend par comprimé (la pilule), par patch ou par anneau vaginal. Le principe est de réduire la sécrétion ovarienne permettant ainsi de limiter l'évolution des lésions d'endométriose.

Il faut rappeler que contrairement à d'anciennes croyances, il n'y a aucun inconvénient à ne plus avoir de règles. Le sang des règles ne s'accumule pas dans une cachette secrète (!), car si le taux d'hormones reste constant (ce qui est le cas quand on prend la pilule en continu), il n'y a pas de déclenchement des règles et la muqueuse reste en place. Enfin, il faut rappeler que le fait de ne pas avoir de règles durant plusieurs années n'impacte pas la fertilité ultérieure et n'empêchera aucunement la patiente d'être enceinte par la suite.

Le traitement hormonal par progestatifs seuls est une autre option possible. Il sera préféré chez les femmes qui ne peuvent pas prendre d'œstrogènes. La prise de progestatifs empêche la croissance du tissu endométrial se trouvant à l'extérieur de l'utérus. Dans cette catégorie de traitement, il y a plusieurs types de progestatifs se prenant par voie orale ou par voie vaginale, mais aussi des stérilets hormonaux qui diffusent cette molécule. Ces dispositifs sont reconnus pour être très efficaces pour le traitement des douleurs liées à l'endométriose. On débute en général le traitement par un micro-progestatif (la pilule que l'on donne aux femmes qui allaitent), qui supprime les règles à condition de le prendre tous les jours sans interruption et à la même heure.

– Le troisième type de traitement médical est prescrit quand les traitements hormonaux précédemment décrits ont été tentés et qu'ils n'ont pas été suffisamment efficaces. Il s'agit des « agonistes de la GnRH », médicaments administrés en injection intra-musculaire qui placent la patiente en état de ménopause temporaire et réversible, en agissant sur certains récepteurs du cerveau. Ils entraînent la suppression de la fonction ovarienne et de ce fait vont « éteindre » les lésions d'endométriose.

Ils provoquent cependant des effets secondaires, courants lors de ménopause, tels que bouffées de chaleur, baisse de la libido et sècheresse vaginale. Heureusement ces manifestations peuvent être neutralisées par une prise d'hormones à faible dose, par le biais d'une pilule classique ou d'une pommade contenant de œstrogènes. On appelle cela l'« Add-back thérapie », qui doit être systématiquement prescrite dès lors que l'on débute un traitement par analogues. En quelque sorte on freine d'un côté pour accélérer de l'autre. Ce traitement est excellent et très efficace quand il est bien conduit. Il n'est donc pas nécessaire ni acceptable de passer les mois d'été avec des bouffées de chaleur quand on a 28 ans…

### Traitement chirurgical

Toutes les femmes ayant de l'endométriose ne seront pas opérées. Cette approche sera privilégiée pour celles chez qui la douleur n'a pas pu être soulagée par les médicaments. L'avantage de la chirurgie est de retirer les lésions et de les analyser afin de confirmer qu'il s'agit bien d'une endométriose.

Chez certaines femmes, les implants endométriosiques touchent les intestins et/ou le système urinaire (vessie, uretère), et le meilleur traitement sera la résection chirurgicale pour soulager les douleurs qui peuvent être très intenses.

Lorsque l'on propose un traitement chirurgical à une patiente, deux approches sont possibles, conservatrice ou radicale (définitive).

Une *chirurgie conservatrice* aura pour but de réduire les adhérences causées par l'endométriose, de retirer les endométriomes* (kyste ovarien d'endométriose contenant du vieux sang), et de procéder à l'excision des nodules (lésions d'endométriose implantées profondément dans les tissus et souvent très douloureux). Les candidates à cette chirurgie sont les femmes présentant des douleurs importantes et celles qui souhaitent une grossesse.

La *chirurgie radicale* permet de retirer l'utérus (supprimant ainsi la production de cette muqueuse qui de ce fait ne migrera plus dans le ventre) et intervient toujours en bout de chaîne et chez des patientes n'ayant plus de désir de grossesse ou ayant renoncé à celle-ci.

Le traitement chirurgical est le plus souvent très efficace pour soulager la douleur, mais comporte bien sûr plus de risques que le traitement médical. Comme toute chirurgie, il peut y avoir des saignements ou des blessures des organes de voisinage. Il s'agit d'une chirurgie difficile qui doit être réservée à des chirurgiens gynécologues en ayant une grande pratique.

Par ailleurs, malgré une chirurgie bien conduite, certaines patientes auront besoin de plusieurs opérations car les lésions d'endométriose et les douleurs peuvent revenir. Ces réinterventions sont bien sûr plus fréquentes chez les femmes ayant bénéficié d'une approche conservatrice que celles ayant eu une chirurgie radicale. Néanmoins, et contrairement à ce que pensent beaucoup de femmes, le fait d'avoir une hystérectomie n'est pas le garant d'une disparition totale des douleurs. En effet, il peut persister de minuscules foyers d'endométriose, notamment sur le péritoine, qui n'auront pas été vus le jour de la chirurgie et qui seront réactivés dans la mesure où les ovaires sont conservés. On peut ainsi être amené à redonner un blocage ovulatoire avec une pilule après une hystérectomie.

Comme on peut le comprendre, il n'y a pas de « traitement parfait », mais un traitement personnalisé délivré à une patiente donnée à un moment précis de sa vie.

Ainsi, on ne soigne pas de la même façon une jeune fille de 16 ans qui n'a jamais eu de rapports, une femme de 30 ans qui a un projet de grossesse, ou une femme de 43 ans qui a eu deux enfants.

L'endométriose est une maladie chronique, c'est-à-dire qu'elle nécessite un suivi et un traitement au long cours. Même si une chirurgie a été pratiquée, il est préférable de poursuivre un traitement médical afin de prolonger la période sans douleurs, mais également de freiner la réapparition des lésions.

Dès lors que le diagnostic d'endométriose a été posé, il faudra toujours bloquer l'ovulation et supprimer les règles, sauf bien sûr quand il y a un projet de grossesse.

**É. Hudon, Ph. Descamps**

## « L'endométriose oblige à recourir à l'assistance médicale à la procréation. »

*La maladie peut aussi être totalement asymptomatique. Dans ce cas, elle est généralement découverte de façon fortuite alors que la patiente consulte en raison d'une difficulté à concevoir un enfant.*

Inserm, dossier Endométriose, novembre 2013

Il existe un lien fort entre endométriose et infertilité. Un bilan d'infertilité conduit au diagnostic d'endométriose chez 25 à 50 % des patientes. L'endométriose est plus fréquente et souvent plus sévère chez les femmes infertiles. Ce lien parfaitement connu des jeunes femmes est source de vives angoisses.

Les éléments d'orientation diagnostique sont identiques, qu'il s'agisse du bilan de douleurs chroniques ou d'infertilité. Un contexte douloureux (dysménorrhée* sévère – primaire ou secondairement aggravée –, dyspareunie* profonde, aggravation depuis l'arrêt de la contraception, douleurs à la défécation…), les données de l'examen clinique (lésions kystiques bleutées dans le cul-de-sac vaginal postérieur, rétraction des ligaments utéro-sacrés…), celles de l'échographie et de la résonance magnétique nucléaire (IRM), enfin, argumentent le diagnostic. La cœlioscopie dans ce contexte confirme les données.

Les mécanismes d'infertilité en cause sont nombreux et toutes les étapes de la reproduction peuvent être affectées : troubles de l'ovulation, diminution de la réserve folliculaire, anomalies de la fécondation, troubles de la captation ovocytaire, troubles du transport des gamètes, trouble de l'implantation. Suite à la régurgitation menstruelle existe une inflammation du liquide péritonéal qui perturbe la rencontre entre l'ovocyte et le spermatozoïde, avec pour conséquence une diminution des chances de grossesse *in vivo.* Il existe aussi des facteurs anatomiques qui contribuent à l'infertilité des patientes endométriosiques : adhérences péri-tubo-ovariennes, altérations tubaires, lésions annexielles (endométriomes* ovariens) notamment dans les formes sévères bilatérales. Des facteurs défavorables à la fertilité peuvent aussi être induits par des gestes chirurgicaux mal adaptés ou répétitifs. Enfin, la fréquence souvent plus limitée des rapports sexuels, du fait d'une dyspareunie invalidante, contribue bien sûr à une moindre exposition aux chances de grossesse.

La prise en charge thérapeutique associe plusieurs approches complémentaires. Il est difficile de proposer une stratégie codifiée. Les éléments déterminants sont l'âge de la patiente, la durée de l'infertilité, l'importance des phénomènes douloureux et le stade de l'endométriose. Les grandes lignes peuvent faire référence aux recommandations de certaines sociétés savantes : European Society of Human Reproduction and Embryology (ESHRE), Collège national des gynécologues et obstétriciens français (CNGOF), American Society for Reproductive Medicine (ASRM).

En matière d'infertilité dans un contexte d'endométriose, les traitements médicaux (progestatifs, contraception orale, analogues de la Lh-RH), tous contraceptifs, non aucune indication, tant en pré qu'en post-opératoire si une intervention chirurgicale est décidée.

La chirurgie occupe une place essentielle. Il reste pour autant délicat d'obtenir un consensus formel sur des indications parfaitement codifiées et sur son bénéfice propre.

Dans les formes minimes et légères d'endométriose (stades 1 et 2), le bénéfice est discutable pour certains. L'amélioration des chances de grossesse serait faible. La cœliochirurgie (ablation de lésions d'endométriose superficielles sans prise de risques inutiles, adhésiolyse) apparaît néanmoins plus efficace que la simple cœlioscopie diagnostique quant aux chances d'obtenir une grossesse.

La chirurgie des endométriomes doit être bien évaluée. Le problème essentiel est non seulement celui de l'impact du kyste endométriosique sur la fertilité mais aussi celui du geste chirurgical (kystectomie per-cœlioscopique) sur la réserve ovarienne. Enfin, il semble que la kystectomie des endométriomes ovariens n'améliore pas les résultats. Néanmoins, si une chirurgie est décidée, l'exérèse* complète de la lésion en constitue l'objectif.

Dans les formes modérées ou sévères (stades 3 et 4), l'intérêt de la chirurgie est indiscutable. Le bénéfice de la chirurgie est supérieur dans les stades 3 et 4 que dans les stades 1 et 2. Actuellement les données sont insuffisantes pour définir la place exacte de la chirurgie en cas d'endométriose profonde et d'infertilité. L'atteinte des ligaments utéro-sacrés constitue la forme la plus fréquente. Après avoir souligné le bénéfice du traitement chirurgical, ce bénéfice réel sur la fertilité reste à préciser. L'endométriose profonde est associée à un risque plus élevé d'infertilité, mais pas forcément en rapport avec des nodules d'endométriose profonde, mais plutôt à des lésions associées pouvant intéresser ovaires, trompes, utérus. La question de recommander la chirurgie des nodules profonds avant l'aide médicale à la procréation (AMP) reste débattue. La prise en compte de la symptomatologie douloureuse est un élément essentiel. Si la chirurgie de l'endométriose profonde permet d'obtenir des grossesses, elle expose à un risque réel de complications parfois sévères. Pour ces patientes endométriosiques infertiles, il faut évaluer le bénéfice-risque des deux options thérapeutiques que sont la chirurgie et l'AMP.

Dans tous les cas, l'approche chirurgicale doit répondre à des impératifs consensuels :

– d'abord la voie est cœlioscopique.

– cette chirurgie ne doit pas ajouter de facteurs délétères. En particulier la mise en jeu de la réserve ovarienne par des traitements inappropriés ou répétitifs des endométriomes ovariens.

– la question du recours à une préservation de la fertilité doit être posée, en particulier en cas de lésions bilatérales.

– l'utilisation de méthodes anti-adhérentielles doit être favorisée.

– et surtout, cette prise en charge chirurgicale doit être effectuée dans des centres dits de référence, couplés à un centre d'AMP. Elle doit être discutée cas par cas dans le cadre d'une approche multidisciplinaire.

L'AMP occupe également une place majeure dans la prise en charge de l'infertilité chez les patientes endométriosiques. La FIV (fécondation in vitro) est plus souvent prescrite que les simples inséminations avec induction de l'ovulation.

Les taux de succès de la FIV sont similaires à ceux des autres indications. Les taux globaux de grossesse sont de l'ordre de 50 %. Les techniques et protocoles ne sont pas spécifiques à cette indication. Le recours à la FIV est fortement recommandé chez les patientes de plus de 35 ans, dans les stades 3-4 sans grossesse rapide après chirurgie.

De nombreuses questions restent débattues : influence de la sévérité de l'endométriose sur les taux de succès, impact des endométriomes et de leur traitement chirurgical, rôle favorable de la chirurgie avant la FIV. Les douleurs majeures associées et l'accessibilité folliculaire dans l'indication de kystectomies doivent être prise en compte.

La priorité de la patiente est un élément déterminant du choix thérapeutique. Soit la priorité est l'amélioration des symptômes et de la qualité de vie : ceci plaide en faveur de l'efficacité de la chirurgie couplée à une amélioration de la fertilité. Soit la priorité est la grossesse, et il n'existe dans ce cas pas d'argument formel en faveur de la chirurgie de première intention. Dans tous les cas, AMP et chirurgie se complètent. Le plus délicat revient à déterminer la chronologie de la prise en charge chirurgie-AMP, en fonction de la priorité de la patiente, de son âge et de sa réserve ovarienne.

En conclusion, il existe donc un lien réel entre endométriose et infertilité. Si le contexte prédominant de douleurs, qui conduit au diagnostic d'endométriose, altère souvent lourdement la qualité de vie de ces jeunes femmes, leur autre préoccupation majeure est celle de leur fertilité. Toutes le savent. Il convient d'aborder cette perspective à la fois avec lucidité et optimisme avec nos patientes.

La situation de celles qui ne portent pas encore de projet de grossesse immédiat, mais qui se projettent avec inquiétude dans l'avenir, mérite une approche très différente de celles dont le diagnostic d'endométriose est précisément porté dans le cadre d'une démarche d'investigation d'infertilité du couple.

Dans l'attente, à distance, du projet de grossesse, et parallèlement à la prise en charge propre de l'endométriose, il n'existe pas de mesures de prévention spécifique d'une éventuelle infertilité, en particulier sous forme de traitement médical, dont les objectifs seraient essentiellement symptomatiques. Parmi les recommandations, il est en revanche important de rappeler le rôle de l'âge, particulièrement dans ce contexte, avec l'objectif d'un éventuel projet de grossesse le moins tardif possible. Il doit être recommandé aux patientes, comme aux praticiens, d'éviter tout recours à des interventions itératives, en particulier sur les ovaires, au risque de surajouter des facteurs délétères d'infertilité.

Le temps venu du désir de grossesse, la stratégie intégrera notamment l'âge, le stade de l'endométriose, la symptomatologie et les facteurs associés. Il n'existe probablement pas d'attitude univoque. La combinaison d'approches chirurgicales et d'AMP sera étudiée au cas par cas et une approche multidisciplinaire dans des centres référents permettra de répondre à l'attente des jeunes femmes avec des taux de grossesses au moins équivalents à ceux obtenus dans toute autre cause d'hypofertilité. C'est sur ce message optimiste que nous, médecins, devons porter.

**P.-H. Dorangeon**

# « L'endométriose a un impact psychologique indéniable. »

*Avec nos concepts judéo-chrétiens, avoir mal au ventre pendant ses règles, c'est un peu normal ! Quand elles finissent par consulter, les médecins, auxquels on n'enseigne pas l'endométriose, leur disent d'abord : « C'est normal, ce sont vos règles ! » Puis, si elles insistent : « C'est dans votre tête ! ». Résultat, il y a un retard de sept à dix ans dans le diagnostic. Un laps de temps durant lequel les femmes souffrent et consomment des médicaments. Notre rôle à nous, c'est d'expliquer qu'il s'agit d'une vraie maladie, identifiée depuis cent cinquante ans.*

Marina Carrère d'Encausse « La télévision a un rôle essentiel à jouer pour faire connaître l'endométriose », Télérama.fr, 7 mars 2016

L'endométriose est une « maladie invisible » qui ravage la vie des femmes.

Si la première cible de l'endométriose est le corps, son impact psychologique peut être beaucoup plus important : le caractère chronique de la maladie, les saignements et les douleurs qu'elle provoque impactent le psychisme des femmes. L'endométriose altère leur qualité de vie tant sur le plan personnel, que professionnel, social et familial, allant parfois jusqu'à une situation de handicap caché.

Comment être soi-même lorsque les douleurs sont invalidantes ?

L'endométriose impacte psychiquement les patientes avant même d'être diagnostiquée. Elle est méconnue et son diagnostic est bien trop tardif. Beaucoup de femmes, cherchant des explications, sont obligées de multiplier les consultations sans résultat concluant. Elles se sentent incomprises, abandonnées des médecins qui ignorent et/ou banalisent leurs symptômes. Elles se retrouvent ainsi seules avec leurs douleurs face aux regards de leurs proches. Une fois le diagnostic posé, elles sont enfin « reconnues comme malades » par le milieu médical et comprennent que cela ne vient pas d'elles mais de l'endométriose. Soulagées, elles peuvent au moins mettre un nom sur la maladie et être suivies correctement.

Toutefois, le temps perdu à poser le diagnostic provoque colère et perte de confiance à l'égard des médecins. Le choc est terrible :

*« C'est une maladie à vie ! »*

*« L'endométriose a tué ma vie ! »*

*« J'accouche tous les mois ! »*

L'endométriose impacte l'image corporelle : elle modifie le rapport de la femme à son corps, son regard sur elle-même et sa relation à l'autre.

Lors des règles, la femme sujette à l'endométriose souffre dans un corps qui dysfonctionne. Les douleurs peuvent être d'une telle violence qu'elles paralysent physiquement et psychiquement. La dignité de la femme en pâtit : ses plus simples besoins corporels (digérer, uriner, déféquer) deviennent douloureux et difficilement contrôlables. Souvent ces femmes perdent le contrôle de leur corps et de leur vie au profit de l'endométriose…

Aux symptômes s'ajoute une « grande fatigue physique et psychique ». La maladie devient invalidante car elle empêche de réaliser les activités quotidiennes et de mener une vie normale. Pour certaines patientes, « la vie devient survie ». La qualité de vie et l'humeur se détériorent parfois jusqu'à la dépression.

## Endométriose et dépression

À la fatigue chronique induite par la maladie s'ajoutent l'incompréhension de l'entourage, qui peut conduire à l'isolement et à un retrait de la vie sociale, souvent vécue comme une stigmatisation, mais aussi le poids des douleurs répétitives, à la fois physiques et émotionnelles.

Ainsi, le risque de troubles anxio-dépressifs est multiplié par deux chez la femme endométriosique. Les études attestent en effet d'une présence accrue de dépression, de somatisation, de syndrome de panique et de stress chronique. Il est essentiel que la prise en charge des femmes atteintes d'endométriose tienne compte de la patiente dans sa globalité. En effet, les troubles anxio-dépressifs, un éventuel état de stress post-traumatique, un vécu douloureux sont autant de facteurs qui ralentissent fortement voire empêchent le rétablissement et contribuent à la chronicisation de la maladie. Il est indispensable de questionner le vécu de la femme souffrant d'endométriose en vue de pouvoir traiter aussi une éventuelle dépression.

Il reste désormais à savoir si l'état inflammatoire de la maladie provoque une dépression ou si c'est l'état dépressif qui entraîne l'inflammation. Certaines études sont en cours pour tenter d'élucider cette problématique. D'autres questionnent le rôle déclencheur d'un état de stress post-traumatique sur l'inflammation et la dépression.

Espérons pour la qualité de vie des femmes atteintes d'endométriose que, dans un avenir proche, des avancées significatives soient faites.

**V. Antoine et U. Combes**

Leurs corps se modifient sous l'effet des traitements hormonaux provoquant une ménopause artificielle (prise de poids, trouble de la circulation sanguine, bouffées de chaleur, trouble de l'humeur...). Les chirurgies sont à la fois redoutées et perçues comme une renaissance. Elles laissent des cicatrices sur la peau et dans le corps. Certains examens constituent une effraction physique et psychique voire une humiliation. La maladie marque ainsi le corps et le psychisme des femmes, de manière indélébile, contribuant à leur faire perdre confiance en elles.

La représentation de soi se dégrade avec en tête l'image d'une « maladie envahissante ». Le pronostic vital n'est, certes, pas engagé, mais la source de la maladie provient de la matrice même, l'utérus. La femme est mise à mal dans sa féminité, là où s'incarne le « devenir femme, le devenir mère ».

Cet apprentissage se fait dans la douleur.

Les femmes se sentent diminuées, éprouvées, différentes des autres. L'endométriose les remet en cause en tant que femme. C'est une rébellion à l'intérieur du ventre, une lutte de la femme contre elle-même.

Souvent l'endométriose complique la conception d'un enfant. Elle affecte la femme dans son désir/besoin de fertilité. Ces femmes se sentent alors défaillantes. Le sens fondamental de leur existence, pour certaines, est remis en question. Elles doivent envisager l'adoption ou donner la vie avec une aide médicale à la procréation (AMP). Parfois la maladie anéantit le projet d'enfant et contraint les couples à un terrible deuil. La femme culpabilise de ne pouvoir donner un enfant à son partenaire. Cette blessure supplémentaire dévaste encore plus la représentation et l'estime de soi.

*« Je me sens comme une morte-vivante, à part, exclue de la société. »*

Les patientes endométriosiques ont besoin d'être reconnues. Certes comme souffrant d'une maladie chronique, mais aussi et surtout comme femme dans le regard de l'autre sans être infantilisées. Au niveau sociétal, professionnel et relationnel, il est complexe d'évoquer la maladie, surtout sa composante intime.

Comment s'ouvrir à l'autre lorsqu'on souffre d'une maladie féminine non reconnue ? Comment se sentir désirable lorsque les règles sont anormalement longues et hémorragiques ? L'endométriose perturbe la relation avec le partenaire, à bien des égards. Elle peut lui faire peur et le faire fuir. Pendant les rapports sexuels, elle provoque parfois des douleurs et des saignements, y compris lors de l'orgasme. Ces symptômes génèrent l'évitement voire l'interruption de la vie sexuelle et diminuent le désir et la libido, déjà altérés par les traitements hormonaux. L'insatisfaction sexuelle est partagée.

*« Ce n'est plus une vie à 2 mais à 3. »*

Dans ce contexte, les vies familiales, amicales et professionnelles sont bouleversées. Les « crises d'endométriose » rendent la moindre activité difficile. Si la maladie est invisible, elle isole, perturbe la vie sociale et impacte une carrière professionnelle. Les femmes se heurtent à un déni, une incompréhension, des préjugés voire une lassitude de l'entourage, alors que son soutien est primordial. Leur souffrance devient alors psychique. Les femmes craignent d'être perçues comme un fardeau. Dans le cadre professionnel, la menace d'une discrimination ou d'un licenciement plane sur elles en permanence.

Mais l'endométriose peut aussi être une découverte de soi. D'une part, elle amène à une connaissance précise du corps. D'autre part, elle éveille la féminité, fait prendre conscience de son importance. En réaction, les femmes développent une force mentale et une détermination pour lutter avec un potentiel d'adaptation et de tolérance à la douleur plus élevé. Leur créativité s'accroît car la maladie « oblige » à trouver des solutions et des stratégies. Enfin, leur empathie et leur sensibilité envers les autres se renforcent.

Pourquoi l'endométriose n'est-elle pas encore reconnue par la société ? Actuellement des médias, médecins et associations tendent à libérer la parole. Ils tâchent de la faire connaître et de permettre aux femmes, qui en sont atteintes, d'être reconnues et de faire partie intégrante de la société, pour réussir à réduire quelque peu l'impact psychologique de la maladie.

**V. Antoine, U. Combes, C. Chapron**

# « La grossesse guérit l'endométriose. »

*Nos travaux ne laissent plus de place au doute :*
*il existe un sur-risque de fausse couche au premier trimestre*
*de grossesse en cas d'endométriose.*

Chercheurs de l'Inserm, *Human Reproduction*, mai 2016

Les connaissances quant à l'influence de la grossesse sur l'endométriose sont encore limitées. Il est communément admis que l'endométriose est améliorée pendant la grossesse. En 1949, le gynécologue obstétricien américain Clayton Beecham considérait que « la nature avait mis au point une mesure prophylactique et curative de l'endométriose : *i.e.* la grossesse » et que la grossesse était « le meilleur traitement de l'endométriose ». S'il suffisait de pouvoir prescrire une grossesse pour traiter l'endométriose !

Pendant la grossesse, il semble que l'on observe, à l'examen clinique, une modification de la taille des lésions d'endométriose avec une tendance à l'extension au cours du premier trimestre et à la diminution au cours du dernier trimestre de la grossesse et dans le post-partum. L'étude de modèles animaux a montré que, pendant la grossesse, il existait une régression complète des lésions d'endométriose dans les formes minimes et partielle dans les formes modérées. Des études observationnelles de femmes enceintes atteintes d'une endométriose profonde sévère non opérée, portant sur de faibles effectifs, ont révélé une régression de la symptomatologie douloureuse associée à une modification de l'aspect échographique de lésions profondes. D'autres travaux indiquent que les lésions d'endométriose des femmes enceintes paraissaient moins fibreuses et moins pigmentées en cœlioscopie. Enfin dans une série de 24 cas d'endométriomes au cours de la grossesse, la moitié des femmes avait une diminution ou une disparition de la lésion alors que pour un quart d'entre elle était constaté une augmentation de sa taille.

Il existe un nombre substantiel de publications de cas cliniques qui relatent la survenue de complications graves pendant la grossesse telles que des hémopéritoines spontanés, des ruptures urétérales ou vésicales, des perforations digestives et des fistules. Ces complications pourraient être la conséquence de modifications de la nature même de la lésion pendant la grossesse mais leur physiopathologie n'est pas claire. Plusieurs explications sont avancées : la croissance de l'utérus avec l'avancement de la grossesse qui peut être responsable de la mise en traction d'adhérences ; la transformation intrinsèque des lésions d'endométriose par les hormones de la grossesse ; et les remaniements tissulaires, vasculaires et inflammatoires.

Plusieurs mécanismes physiopathologiques (processus inflammatoires, immunologiques, endocriniens et vasculaires) suggèrent que l'endométriose pourrait avoir des conséquences sur le déroulement normal de la grossesse. Ces modifications interféreraient avec le cours normal de la grossesse et fourniraient une explication biologique plausible aux liens qui existeraient entre l'endométriose pelvienne, les échecs d'implantation et les issues défavorables de la grossesse. L'altération de l'endomètre en cas d'endométriose pourrait perturber le processus de décidualisation (c'est-à-dire la transformation physiologique de l'endomètre pour contrôler l'implantation) qui est décisif dans la mise en place des annexes fœtales (placenta et membranes fœtales). Ces anomalies peuvent être à l'origine de dysfonctionnement placentaire et contribuer à des anomalies de la croissance fœtale ou des pathologies hypertensives gestationnelles comme l'hypertension gravidique ou la pré-éclampsie. Par ailleurs, l'accouchement prématuré et la rupture prématurée des membranes sont des événements en lien avec une activation de l'inflammation. Un état inflammatoire chronique de l'utérus lié à l'endométriose pose la question de la qualité des annexes fœtales et de l'intégrité de l'interface fœto-maternelle qui participe au contrôle du déclenchement du travail.

Les études analysant le risque de complications de la grossesse chez les femmes atteintes d'endométriose ont montré, de façon variable, un risque légèrement supérieur de prématurité, de petit poids de naissance, de saignement anténatal, de complications placentaires, de pré-éclampsie et de césarienne. Si la plupart de ces études témoignent d'une majoration du risque obstétrical, leur caractère rétrospectif rend leur interprétation délicate. Par ailleurs, le diagnostic de certitude, le phénotype endométriosique, le caractère opéré ou non des lésions, le mode de conception (spontanée ou par assistance médicale à la procréation) n'était pas toujours bien précisé. Une étude française récente du Dr Anne Thomin publiée en 2016 a, quant à elle, mis en évidence un taux élevé d'accouchement par césarienne (50 %) chez les femmes enceintes atteintes d'endométriose colorectale, indépendamment de l'intervention chirurgicale antérieure, avec un risque de complication augmenté. Enfin, les conséquences de l'assistance médicale à la procréation (AMP) sur les issues obstétricales des femmes porteuses d'endométriose sont relativement peu étudiées. Pour autant les données recueillies sont rassurantes et l'AMP ne semble pas majorer le risque de complications de la grossesse.

En conclusion, la grossesse semble améliorer les symptômes douloureux et donner un peu de répit aux femmes présentant une endométriose symptomatique. Les risques de complications graves liés aux lésions endométriosiques sont rarissimes, et le risque de pathologies de la grossesse est modérément augmenté pour les patientes ayant de l'endométriose. Si les praticiens doivent s'attacher à identifier les antécédents d'endométriose en début de grossesse, il ne semble pour autant pas justifier de modifier les pratiques de suivi habituel des grossesses. Les patientes pourront toutefois être orientées vers des centres spécialisés en cas de situation complexe et/ou de complications spécifiques de la grossesse.

**L. Marcellin, C. Chapron**

## « L'endométriose disparaît à la ménopause. »

*Des femmes peuvent présenter beaucoup plus rarement une endométriose après la ménopause.*

*Le Journal des femmes*, septembre 2017

Il est admis que l'évolution de l'endométriose est dépendante de l'imprégnation hormonale féminine et en particulier des œstrogènes. Pour cette raison, il est classique de dire que celle-ci disparaît à la ménopause et donc de valider la théorie de la dépendance hormonale du tissu endométrial. La femme ménopausée, endométriosique dans sa jeunesse, va donc observer une diminution voire une disparition de sa symptomatologie. De même, la mise en place d'une « ménopause chimique réversible », par exemple par l'utilisation d'agonistes de la GnRH, entraîne une diminution quasi-complète de la symptomatologie douloureuse (dans plus de 90 %), ceci corroborant le fait que cette pathologie disparaît en majorité au moment de la suppression œstrogénique.

Cependant, à la ménopause, certaines endométrioses sont découvertes ou persistent (endométriose « spontanée ») et certaines sont récidivantes chez des femmes sous traitement hormonal substitutif.

**Endométriose « spontanée »**

De nombreuses études montrent que, dans 3 à 5 % des cas, l'endométriose survient chez des femmes déjà ménopausées, sans qu'il n'y ait de rapport établi avec la mise en route d'un traitement hormonal substitutif. Il s'agit dans la plupart des cas d'endométriose post-ménopausique où le délai d'apparition varie entre 2 et 10 ans après le début de l'aménorrhée. L'ovaire (30 %) et le tube digestif (50 %) sont alors les localisations les plus fréquentes ceci posant donc un problème de diagnostic différentiel avec le cancer du côlon et le cancer de l'ovaire.

L'endométriome ovarien doit être considéré comme une situation à risque en particulier chez les patientes endométriosiques connues. En effet, 20 à 30 % des patientes atteintes de carcinomes endométrioïdes ont des antécédents d'endométriome ovarien connu. Cependant, la prévalence de la cancérisation spontanée des lésions d'endométriose reste faible et a été estimée entre 0,3 et 1 %. Sur l'ensemble des femmes qui développent un cancer de l'ovaire, 20 à 30 % ont un cancer endométrioïde avec dans 20 % des cas une association à de véritables lésions d'endométriose bénigne. Même l'hystérectomie avec annexectomie bilatérale en pré-ménopause ne protège pas contre ce risque, en particulier sur la récidive d'implants endométriosiques bénins de localisation digestive estimés à plus de 30 %.

Ainsi, lors de la ménopause, toute symptomatologie douloureuse et/ou toute constatation d'une masse pelvienne chez une femme ayant une histoire d'endométriose, connue ou non, doit faire suspecter une réactivation d'implants endométriosiques « spontanée » par voie endogène. Cette situation doit faire soupçonner une transformation maligne de l'endométriose, situation dans laquelle l'exploration et l'exérèse chirurgicale avec analyse histologique sont nécessaires.

**Endométriose « récidivante » sous traitement hormonal substitutif (THS)**

Après une hystérectomie conservatrice (avec conservation des ovaires), le risque de récidive symptomatique chez les femmes endométriosiques a été évalué à plus de 60 %. Plusieurs travaux expérimentaux et cliniques ont même rapporté la possibilité d'un réveil de la maladie, après hystérectomie avec castration, sous l'influence d'un THS et en particulier un THS œstrogénique. Une récente étude thaïlandaise, sur l'administration de différentes combinaisons de THS chez des patientes ayant eu un traitement radical chirurgical avec castration pour endométriose, a montré un taux de récidive symptomatique à plus de 5 % sous œstrogènes seuls ; l'adjonction d'une séquence progestative diminuerait ce risque.

Il n'y a pas de réelle contre-indication au THS combiné chez la patiente endométriosique. Cependant, toute récidive symptomatique à cette période de vie mérite, comme dans l'endométriose « spontanée », une exploration avec exérèse chirurgicale et analyse anatomopathologique.

C. Mimoun, J.-L. Benifla

# PERSPECTIVES

## « La recherche médicale n'avance pas. »

*Mesurer le degré de handicap des femmes souffrant d'endométriose pourrait contribuer à une meilleure reconnaissance de la maladie en tant que phénomène ayant des conséquences sur le travail et la vie intime des femmes.*

Site EndoFrance à propos de l'étude Endocap

La connaissance de l'endométriose, décrite par le gynécologue américain John A. Sampson dans les années 1920, a-t-elle évolué depuis sa découverte ? Que s'est-il passé en matière de recherche durant ces cent dernières années ?

Il est aujourd'hui admis que la théorie du reflux menstruel constitue l'hypothèse physiopathologique la plus séduisante pour expliquer la genèse de l'endométriose. Selon cette théorie, au cours du reflux menstruel, les cellules endométriales, régurgitées dans la cavité péritonéale, ne sont pas éliminées par le système immunitaire et forment ainsi des îlots d'endomètre* ectopique. Ces cellules endométriales, à l'aide de la surexpression d'enzymes protéolytiques ainsi que de molécules d'adhésion, adhèrent à la surface du péritoine*, s'y implantent, puis prolifèrent et pénètrent en profondeur. Il en résulte une inflammation locale chronique responsable d'une production accrue de cytokines, de prostaglandines, de facteurs de croissance et de facteurs pro-angiogéniques, favorisant eux-mêmes le développement de l'endométriose selon une boucle d'autorégulation positive. Sous l'influence d'un « micro-environnement inflammatoire propice », les modifications des cellules endométriales conduisent à favoriser la prolifération, la survie cellulaire et la néoangiogénèse*. Les implants endométriosiques ainsi constitués évoluent ensuite en auto-entretenant leur développement.

La complexité de ces mécanismes physiopathologiques ainsi que l'hétérogénéité des formes anatomiques de l'endométriose contribuent à expliquer les difficultés de la recherche scientifique dans ce domaine. Cependant, à ce jour, les chercheurs ont accumulé une somme de connaissances considérable quant aux différentes étapes du développement des lésions ectopiques. Il est désormais établi que le développement des lésions d'endométriose n'est pas identique au sein des différents tissus touchés par la maladie (péritoine, ovaire, vessie, rectum, uretère…). Ceci a des conséquences quant à l'expression de la symptomatologie douloureuse et contribue à expliquer certaines difficultés diagnostiques et thérapeutiques. D'autre part, les efforts conjugués des cliniciens chercheurs, des biologistes, des immunologistes et des généticiens ont permis de déchiffrer avec précision les différentes étapes de l'implantation endométriale ectopique et de mieux caractériser les mécanismes inflammatoires responsables de la douleur et de l'infertilité. Ces avancées autorisent à tester de nouvelles hypothèses thérapeutiques dans le but de freiner l'inflammation et de diminuer l'intensité des symptômes. Ces axes de recherche pourraient permettre de proposer dans le futur des traitements médicaux ciblés non contraceptifs. Les traitements hormonaux actuels visent à bloquer la menstruation et sont donc, de ce fait, contraceptifs. Efficaces sur la douleur, ils n'auraient ainsi aucune indication en cas d'infertilité et/ou chez les patientes désirant une grossesse.

Encore aujourd'hui, l'endométriose reste une maladie trop souvent sous-estimée voire méconnue. Le délai moyen entre l'apparition des premiers symptômes et le diagnostic est de 6 à 10 ans. Un des objectifs de la recherche médicale est de tout faire pour raccourcir ce délai diagnostique. Dans ce contexte, plusieurs séries de travaux sont en cours : 1) études épidémiologiques pour connaître les facteurs de risque de la maladie et optimiser l'interrogatoire des patientes ; 2) études biologiques pour rechercher des marqueurs du diagnostic, de la sévérité voire de l'évolutivité de la maladie ; 3) études d'imagerie (échographie, résonance magnétique nucléaire) pour standardiser la sémiologie radiologique dans le but de connaître le phénotype et la localisation des lésions afin de pouvoir décider des modalités chirurgicales d'une éventuelle opération.

La recherche clinique peut aussi contribuer à optimiser la prise en charge thérapeutique. C'est particulièrement le cas pour les kystes ovariens endométriosiques. L'endométriome* ovarien est facilement diagnostiqué à l'échographie endovaginale et jusqu'à maintenant sa découverte était synonyme d'intervention immédiate pour exérèse* chirurgicale. Les progrès effectués en recherche clinique ces derrières années permettent de remettre en cause « ce réflexe interventionniste » dans le but de mieux rechercher d'éventuelles lésions d'endométriose profonde associées, en particulier en cas de symptomatologie douloureuse ; de mieux préserver la fonction et la réserve ovarienne en évitant des chirurgies ovariennes, parfois itératives, avec des conséquences délétères sur le potentiel de fertilité ; et enfin, de mieux préciser les indications respectives de la chirurgie et de la procréation médicalement assistée en cas d'infertilité ou de désir de grossesse.

Cent ans après les travaux de Sampson, nous sommes toujours confrontés à une maladie d'une complexité et d'une hétérogénéité considérables et au paradoxe suivant : des connaissances scientifiques importantes ont été effectuées mais nous ne sommes toujours pas capables ni de prévenir ni, dans de nombreuses situations, de savoir quelle est la meilleure option thérapeutique. Beaucoup de travail reste encore à faire. Les perspectives pour le futur sont multiples : faciliter les projets de recherche tant clinique que fondamentale, encourager le développement de nouvelles molécules à l'aide de financements à la hauteur de ces enjeux socio-économiques et enfin promouvoir une prise en charge multidisciplinaire des patientes.

**P. Santulli, C. Chapron**

## « Les nouvelles techniques permettent un dépistage précoce de la maladie. »

*Nous devons agir ensemble pour permettre un diagnostic plus précoce de cette maladie et une amélioration de la qualité de vie des femmes concernées. L'action de l'association Info Endométriose et de ses partenaires est, en ce sens, essentielle.*

Marisol Touraine, ministre de la Santé, mars 2017

L'endométriose est une maladie certes bénigne mais dont on ne guérit pas, encore mystérieuse pour la communauté médicale et scientifique. Sa physiopathologie demeure incertaine et les mécanismes moléculaires de cette pathologie ne sont, à ce jour, toujours par entièrement élucidés. À l'heure actuelle, il n'existe pas de moyens fiables et sûrs de diagnostiquer l'endométriose hormis l'analyse histologique après une intervention chirurgicale. La difficulté d'un diagnostic non invasif est probablement inhérente à l'absence de caractérisation moléculaire de cette pathologie. L'identification de marqueurs spécifiques prédictifs de l'endométriose revêt donc une importance capitale. Dans cet objectif, les technologies Omiques ont été largement exploitées dans ce domaine au cours de cette dernière décennie et devraient permettre dans un avenir proche de révolutionner le diagnostic et la prise en charge des femmes atteintes d'endométriose.

Les techniques Omiques, encore appelées techniques à haut débit, rassemblent les outils de biologie moléculaire qui vont permettre de collecter des milliers d'informations inédites afin de décrire les caractères les plus intimes d'un tissu ou de cellules, comme par exemple leurs transcrits (ARN messagers) ou leurs micro-ARNs. On parlera alors respectivement de « transcriptome » ou de « miRNome ». Ces études de biologie moléculaire ont ainsi permis une avancée majeure dans la compréhension de la physiopathologie de l'endométriose. En effet, la comparaison des profils moléculaires (transcrits, micro-ARNs, protéines), des lésions endométriosiques et des endomètres* de patientes atteintes d'endométriose a permis de mettre en évidence l'implication des mécanismes de migration cellulaire, d'adhésion, de prolifération, d'inflammation, des facteurs pro-angiogéniques ainsi qu'une altération de la réponse immunitaire, associés à une hyperœstrogénie et une résistance à la progestérone, des processus biologiques clés et responsables de l'implantation et la croissance de cellules endométriales et/ou de fragments de tissus endométriaux en dehors de la cavité utérine. Par exemple, le système de défense immunitaire est fortement perturbé chez les femmes atteintes d'endométriose et cette perturbation serait probablement à l'origine de la non-détection et non-destruction des fragments de tissus endométriaux se trouvant à l'extérieur de l'utérus. D'autre part, la surexpression du gène de la protéine de réponse stéroïdogène aiguë (STAR) est en partie responsable de la production locale des œstrogènes au niveau des foyers endométriosiques, favorisant ainsi la croissance et le développement de l'endométriose.

Simultanément, de nombreuses études Omiques ont analysé les différences moléculaires entre des endomètres de femmes atteintes d'une endométriose à ceux de femmes sans endométriose. Une grande majorité de ces études rapportent l'existence d'une signature moléculaire distincte entre des endomètres de patientes avec et sans endométriose, ainsi qu'en fonction de la sévérité de la pathologie. En effet, les approches Omiques ont ainsi permis de différentier un endomètre endométriosique de stade 1 (minime) ou 2 (légère) à celui de stade 3 (modérée) ou 4 (sévère). Ces résultats sont d'une importance capitale puisqu'ils permettent d'envisager de nouvelles perspectives dans le diagnostic de l'endométriose. Deux approches pourraient donc être envisagées : un test diagnostique à partir d'une biopsie de l'endomètre ou d'un prélèvement sanguin. En effet, les micro-ARNs comme biomarqueurs de l'endométriose représentent une alternative particulièrement intéressante dans la mise en place d'un test diagnostique non-invasif car certains micro-ARNs peuvent se retrouver dans la circulation et peuvent donc être quantifiés dans le sérum ou le plasma. Des études sont actuellement en cours afin de définir le panel de biomarqueurs le plus fiable et prédictif de l'endométriose. Cependant, le manque d'informations au regard des caractéristiques cliniques des populations recrutées au sein de ces différentes études, les imprécisions et/ou les limites des méthodologies se traduisent par une grande disparité de résultats avec, néanmoins, des pistes prometteuses.

La recherche de biomarqueurs géniques de l'endométriose reste un enjeu majeur pour améliorer le diagnostic de femmes atteintes d'endométriose. Les technologies Omiques sont des outils de choix pour l'identification de tels biomarqueurs ainsi que pour la compréhension de sa physiopathologie. Cependant, le plus grand défi de la recherche future dans ce domaine réside dans un fort travail collaboratif interdisciplinaire de la part de la communauté scientifique et médicale afin d'intégrer les différentes données issues de toutes ces analyses et pointer les limites de chacune d'entre elles. Ce travail collaboratif devrait offrir une alternative intéressante pour la sélection du panel de biomarqueurs géniques relatifs à cette pathologie et permettre à plus long terme de révolutionner le diagnostic et la prise en charge de femmes atteintes d'endométriose.

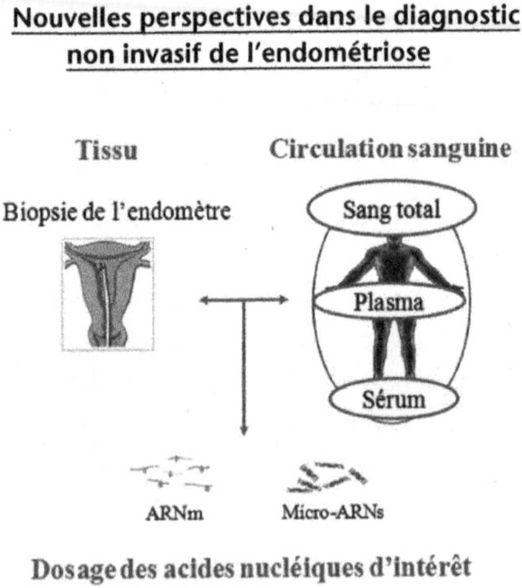


*Intérêt des acides nucléiques comme biomarqueurs de l'endométriose*

D. Haouzi, S. Hamamah

## « Dans l'endométriose, préserver la fertilité est une priorité. »

*Toute personne dont la prise en charge médicale est susceptible d'altérer la fertilité ou dont la fertilité risque d'être prématurément altérée, peut bénéficier du recueil et de la conservation de gamètes ou de tissus germinaux, en vue de la réalisation ultérieure, à son bénéfice, d'une AMP, ou en vue de la préservation et de la restauration de la fertilité.*

Loi de bioéthique, article L2141-11

Toutes les patientes endométriosiques ne sont pas infertiles.

L'endométriose, diagnostiquée chez 5 à 10 % des femmes, est observée chez 25 à 40 % des femmes infertiles. Les raisons de l'infertilité dans l'endométriose sont multiples : 1) adhérences pelviennes empêchant la rencontre des ovocytes et des spermatozoïdes mais aussi le transport et l'implantation des embryons ; 2) inflammation pelvienne affectant le fonctionnement des trompes, la production des ovocytes mais aussi leur qualité ; 3) diminution de la réserve ovarienne, notamment suite à la chirurgie des kystes endométriosiques ; 4) troubles de la contractilité utérine, majorés en cas d'adénomyose* associée.

Proposées initialement dans la prise en charge du cancer, il est légitime, dans la mesure où l'endométriose peut altérer la fertilité des patientes, de faire bénéficier les patientes endométriosiques de ces techniques de préservation de la fertilité.

Il existe différentes techniques de préservation de la fertilité (PF).

1. La congélation, ovocytaire ou embryonnaire : La congélation d'ovocytes (CO), obtenus après stimulation ovarienne, représente la technique de PF la plus utilisée. La CO, qui ne présente pas d'effet délétère sur la réserve ovarienne, est la moins invasive des techniques de PF. Ces raisons justifient que les sociétés savantes la recommandent comme technique de préservation de la fertilité de première intention. La CO repose sur la vitrification, qui est une méthode de congélation ultra rapide. Malgré son caractère révolutionnaire, la vitrification ne garantit pas de succès systématique. Ainsi, le message délivré par les professionnels doit être clair et objectif. La fertilité féminine dépend de l'âge. Naturellement à chaque cycle, la probabilité de débuter une grossesse est d'environ 25 % avant 30 ans pour atteindre moins de 10 % après 40 ans. En fécondation in vitro (FIV), une vingtaine d'ovocytes vitrifiés sont nécessaires chez une femme de moins de 30 ans afin d'assurer de réelles chances de succès. Au-delà de 39 ans, il en faut une soixantaine ce qui est, en pratique, irréalisable. Ainsi, plusieurs cycles de stimulation ovarienne sont le plus souvent nécessaires afin de cumuler des ovocytes vitrifiés, sans augmenter le risque de récurrence de la maladie. Si l'indication de préservation de la fertilité se justifie, la vitrification ovocytaire doit être réalisée le plus tôt possible, idéalement avant 35 ans. La congélation d'embryons est une option envisageable uniquement pour les femmes vivant en couple. Les embryons congelés ne peuvent être utilisés en cas de séparation ou de décès du conjoint.

2. La cryopréservation de cortex ovarien : cette technique s'adresse en priorité aux femmes jeunes, voire aux filles pré-pubères, dans un contexte de cancer. Elle consiste à prélever chirurgicalement du tissu ovarien, puis isoler le cortex représentant le

stock ovarien en ovocytes et à le découper en petits fragments avant de les congeler. Ultérieurement, ces fragments ovariens sont décongelés et greffés dans la cavité abdominale. Le rétablissement d'une fertilité a pu ainsi être obtenu dans certains cas et plus de 60 enfants sont nés dans le monde par cette technique qui reste, toutefois, rarement utilisée dans l'endométriose.

3. La maturation in vitro (MIV) : cela consiste à obtenir la maturation in vitro d'ovocytes immatures recueillis après une ponction ovarienne sans stimulation hormonale. Les ovocytes ainsi maturés sont vitrifiés avant une utilisation ultérieure en FIV. Cette technique s'adresse aux femmes présentant une contre-indication à la stimulation hormonale ou devant débuter en urgence une thérapeutique gonadotoxique*. On estime environ à 5 000 le nombre d'enfants dans le monde nés suite à une MIV dans un contexte d'infertilité. Toutefois, les résultats de la MIV restent décevants. Elle n'est qu'exceptionnellement proposée dans l'endométriose.

**Quels sont les risques de la préservation de la fertilité ?**

Bien que la présence d'endométriomes* ovariens puisse diminuer la réponse à la stimulation ovarienne (utilisation de plus fortes doses d'injection pour la stimulation ; durée de stimulation plus longue), les résultats de l'aide médicale à la procréation (AMP) ou procréation médicalement assistée (PMA) ne sont pas altérés : les taux de grossesses sont similaires à ceux obtenus pour les patientes sans endométriose. La douleur pendant la stimulation n'est pas plus importante que lorsque la PMA est réalisée pour une autre indication (stérilité, tubaire, indication masculine, stérilité inexpliquée). Il est en revanche recommandé, dans ce contexte, de réaliser la ponction ovarienne sous anesthésie générale car les ovaires sont souvent plus difficiles d'accès et le pelvis plus sensible. Il existe un risque d'infection des endométriomes au cours de la ponction qui est estimé à moins de 1 %.

**La préservation de la fertilité, pour qui ?**

Toutes les patientes présentant une endométriose ne doivent pas bénéficier d'une préservation de la fertilité. L'hétérogénéité des lésions et la méconnaissance quant à l'évolutivité de la maladie rendent difficile l'établissement d'un référentiel de prise en charge. Les spécialistes de l'endométriose semblent d'accord pour proposer une préservation de la fertilité avant chirurgie aux patientes jeunes atteintes d'une endométriose sévère et dont la réserve ovarienne est satisfaisante. Cette stratégie est justifiée par le fait que ces patientes jeunes sont exposées aux risques de récidives et d'interventions chirurgicales itératives dont on connaît l'impact négatif sur la réserve ovarienne. Une PF doit également être envisagée en cas d'endométriose modérée, associée à une baisse de la réserve ovarienne, afin d'anticiper les conséquences d'une aggravation potentielle du pronostic de fertilité. Plusieurs cycles de stimulation ovarienne peuvent être réalisés afin de cumuler des ovocytes vitrifiés. Chaque stimulation ovarienne nécessite une dizaine de jours d'injections de gonadotrophines. Par contre si la réserve ovarienne avant stimulation est trop basse, le devoir du praticien est de savoir expliquer à la patiente pourquoi la préservation de la fertilité n'est pas indiquée. Après 38 ans, le rapport bénéfice-risque d'une stimulation ovarienne est très faible.

La préservation de la fertilité est recommandée chez les femmes jeunes présentant une endométriose sévère n'ayant pas de projet de grossesse immédiat et dont la réserve ovarienne est satisfaisante. Le projet parental doit désormais être systématiquement abordé dès le diagnostic d'endométriose suspecté. Cette stratégie est une révolution. Pour les patientes endométriosiques, la technique de préservation de la fertilité la plus adaptée reste aujourd'hui la vitrification d'ovocytes matures.

**V. Gayet, K. Pocate-Cheriet, C. Chapron**

## L'adénomyose

L'adénomyose est usuellement définie comme étant de l'endométriose interne à l'utérus.

En fait il s'agit d'une anomalie de la zone de jonction entre l'endomètre (muqueuse qui tapisse l'utérus) et le myomètre (muscle de la paroi utérine) qui va laisser les cellules de l'endomètre infiltrer le myomètre. Elle peut être superficielle (épaississement de la zone jusqu'à 12 mm) ou profonde (douloureuse).

C'est une pathologie bégnine et fréquente. Elle peut être :

– diffuse (on retrouve de nombreux foyers disséminés sur l'ensemble du myomètre).

– focale : un ou quelques foyers localisés sur le myomètre.

– externe : quand l'endométriose pelvienne profonde vient infiltrer le myomètre.

Il existe une corrélation entre l'endométriose pelvienne et l'adénomyose. Mais il n'y a pas de généralités : une femme peut avoir de l'adénomyose sans avoir d'endométriose. Et vice versa.

L'adénomyose concernerait 11 à 13 % de la population féminine. Dans 25 % des cas, les femmes atteintes ont de 36 à 40 ans. Dans 6 à 20 % des cas, adénomyose et endométriose sont associées. Les symptômes de l'adénomyose : ménorragies*, dysménorrhées*, métrorragies*. L'adénomyose est assez souvent retrouvée chez la femme infertile.

Si elle est importante, cette anomalie de l'endomètre entraînerait une réaction inflammatoire qui pourrait empêcher l'implantation de l'embryon. Le risque de fausse couche chez la femme porteuse d'une adénomyose serait multiplié par 2.

Pour plus d'informations consultez le site EndoFrance.

## « La lutte contre l'endométriose est menée par les malades. »

*À partir de cet instant, j'ai changé d'avis quant à l'importance de garder secrète ma maladie. En apprenant que des millions de femmes étaient atteintes de la même affection que moi, j'ai deviné leurs souffrances. J'ai imaginé qu'elles se sentaient peut-être seules, honteuses, incomprises… J'ai réalisé à quel point il était important de partager.*

Laetitia Milot, actrice et marraine d'EndoFrance,
*Le Bébé c'est pour quand ?*, avril 2016

Le fait de sensibiliser le public à l'endométriose et ses conséquences a débuté le 29 mars 2001 lorsque trois femmes atteintes d'endométriose se sont rencontrées et ont décidé d'unir leurs doutes, leurs craintes et leurs espoirs en créant la première association française de lutte contre l'endométriose : EndoFrance.

En 2001, encore trop peu de personnes connaissaient ce terme d'« endométriose ». Rares étaient les gynécologues et chirurgiens qui comprenaient les possibles conséquences de cette maladie, sa prise en charge et son impact sur la fertilité. Encore beaucoup de médecins pensaient et répétaient aux patientes que ça n'était rien, qu'il était normal d'avoir mal au ventre pendant les règles. Comme s'il était logique que le vieil adage biblique « tu enfanteras dans la douleur » trouve un écho dans un « tu saigneras dans la douleur ». Mais une douleur qui empêche de mener ses activités quotidiennes, d'aller au lycée pour les plus jeunes ou d'aller travailler, une douleur si forte qu'on en blêmit n'est pas normale.

Souvent, les médecins généralistes et gynécologues de ville sont la porte d'entrée pour diagnostiquer cette maladie. Eux-mêmes ne peuvent que se sentir désarmés face à la diversité des symptômes dont se plaignent les femmes : douleurs gastriques, troubles urinaires et digestifs… Ces symptômes, pour la plupart de celles qui ont souffert d'un délai diagnostique très important, renvoient les femmes vers des spécialistes qui, s'ils prennent les symptômes un à un, ne citeront pas l'endométriose comme cause des maux. Pour peu que l'imagerie ne révèle rien non plus… et voilà la femme cataloguée de douillette et orientée vers un psychologue dans le meilleur des cas, traitée pour tout autre chose ou opérée par un « non-sachant » de l'endométriose dans le pire. Pas étonnant qu'il faille 6 à 10 ans pour que le diagnostic soit correctement posé.

Néanmoins, quelques médecins chirurgiens identifiés pour leurs compétences sur la prise en charge de l'endométriose ont constitué un socle scientifique et crédible offrant une prise en charge multidisciplinaire adaptée de cette maladie. Par ailleurs, la généralisation d'Internet a permis aux femmes de commencer à se renseigner par elles-mêmes. Si les médecins apportent aux patientes un savoir-faire technique, les bénévoles œuvrant dans les associations, et souvent malades elles-mêmes, apportent aux femmes qui se tournent vers elles, leur savoir-vivre avec la maladie. Avec l'envie d'échanger, d'informer, de partager, est venue l'envie d'agir concrètement pour une reconnaissance de la maladie. L'objectif : rompre l'isolement et faire entendre la voix de celles qui souffrent. Ainsi, agir pour les autres quand on a su trouver la force d'avancer malgré les difficultés d'une vie devient une évidence.

Bien sûr il est important de relativiser : l'endométriose ne met pas en jeu le pronostic vital. Pourtant,

## Les centres experts de diagnostic et prise en charge de l'endométriose

Ces centres ont pour objectif principal d'améliorer le diagnostic et la prise en charge de l'endométriose en France, en fédérant des professionnels de santé d'horizons et de spécialités différentes, experts en endométriose, en offrant ainsi une approche multidisciplinaire aux patientes.

Cette amélioration passe par :

– La formation des professionnels de santé concernant cette maladie (séminaires, enseignements post-universitaires, congrès...).

– Le développement de la recherche clinique et fondamentale.

– La coordination des professionnels de santé experts de cette maladie et l'homogénéisation des pratiques lors de staffs multidisciplinaires d'étude de dossiers cliniques.

– La diffusion de l'information au grand public (site internet, campagnes d'information dans les médias).

– La facilitation de l'accès des patientes (spontanément ou par l'intermédiaire de leur médecin) à des praticiens compétents dans cette maladie pour limiter les retards diagnostiques et les traitements inadaptés.

– La détermination, pour chaque patiente chez qui est diagnostiquée cette maladie chronique, d'une « stratégie thérapeutique au long cours ». La prise en charge tient compte à la fois de l'âge de la patiente, de la sévérité de la maladie, de son retentissement quotidien, de l'existence d'un désir de grossesse ou d'une infertilité, ainsi que des options thérapeutiques avec leur balance bénéfice/risque. Rédiger une feuille de route permettra un suivi de longue durée des patientes, afin d'évaluer et d'adapter le traitement le cas échéant.

La répartition des centres experts devra établir un maillage territorial, afin de couvrir l'ensemble de la population.

À ce jour, un centre expert a été labellisé par l'Agence régionale de santé (ARS) de Normandie sur la proposition de la Direction générale de l'offre de soins (DGOS). Cette expérience, portée par le CHU de Rouen, est le fruit d'une candidature spontanée d'une équipe multidisciplinaire multi-sites en Haute-Normandie. Le centre expert de diagnostic et de prise en charge pluridisciplinaire de l'endométriose a débuté son activité en mars 2013 et a obtenu sa labellisation en mars 2016, en tant qu'expérience pilote.

Il existe toutefois plusieurs autres équipes multidisciplinaires expertes sur le territoire national, amenées à prendre en charge les formes les plus sévères et évoluées d'endométriose.

Les coordonnées de ces centres sont disponibles auprès de l'association EndoFrance.

**I. Chanavaz-Lacheray**

si les femmes expriment clairement ce besoin d'être reconnues dans leurs souffrances, c'est que, dans ses formes les plus sévères, l'endométriose peut être extrêmement douloureuse et invalidante au quotidien. Sans parler des traitements lourds à supporter et des chirurgies encore trop souvent multiples qu'ont subies certaines femmes. De plus, de 30 à 40 % des femmes présentent une forme d'endométriose asymptomatique qui rime avec problème de fertilité.

Fort heureusement les choses ont évolué depuis 2001. On parle désormais de plus en plus d'endométriose dans les médias. On doit cela notamment à des personnalités comme Laetitia Milot, marraine de l'association EndoFrance, qui fut la première star française à révéler qu'elle souffrait d'endométriose et qui a publié un livre *Le Bébé, c'est pour quand ?* afin d'aider les femmes à ne plus se sentir seules face à la maladie.

Dans le même temps, diverses actions menées par les associations permettent de sensibiliser le grand public à cette pathologie. Parallèlement, les congrès médicaux se multiplient, les experts intégrant l'urgence de former leurs confrères à la prise en charge de l'endométriose et à sa chirurgie si spécifique. De plus, depuis quelques années, on assiste à l'instauration d'un dialogue entre associations et médecins, permettant de replacer la patiente au cœur de son parcours de santé et démontrant l'importance de l'accompagnement associatif. Un soin à double niveau en quelque sorte est offert à la patiente : le soin émotionnel, amical auprès de bénévoles et le soin médical auprès de l'expert. La femme atteinte d'endométriose devient actrice de sa prise en charge et une décision concertée se met en place pour définir les choix thérapeutiques.

Les échanges entre malades, associations et professionnels de santé, ont pour objectif une meilleure prise en charge, efficace et adaptée à chacune – car il y a autant de formes d'endométriose que de femmes (on parle d'ailleurs volontiers « des endométrioses ») – avec pour objectif un raccourcissement du délai diagnostique, afin de préserver la fertilité des femmes et leur qualité de vie. Au fil des années, ce travail collaboratif a permis de faire entendre la voix des patientes dans les instances professionnelles, publiques et privées. Si la lutte est désormais coordonnée et menée de concert, elle est loin d'être terminée. En effet, les malades déplorent l'absence de prise en charge en affection longue durée, notamment pour les formes les plus sévères de l'endométriose, nécessitant des rendez-vous fréquents, des examens médicaux et des chirurgies spécialisées. L'association EndoFrance a ainsi mené des actions dans ce sens auprès des instances concernées afin de les sensibiliser.

C'est au nom de cet objectif commun à tous, une meilleure prise en charge de l'endométriose, que malades, associations de patientes, médecins, et pouvoirs publics doivent s'associer.

**Y. Candau**

## « Le quotidien avec une maladie chronique est difficile. »

*J'ai mis du temps à réaliser que la maladie était chronique, qu'il n'y avait pas de solution miracle.*

Mod Imaginaire, 38 ans, atteinte d'endométriose, sur le blog Passion menstrues

L'endométriose est une maladie qui ne se voit pas et dont on ne guérit pas. Ce que certains médecins oublient de dire au départ, c'est que vivre avec une endométriose… c'est pour la vie !

« — *Je souffre d'une endométriose…*
— *endo quoi ?* »

Quelle femme atteinte d'endométriose n'a pas entendu cela au moins une fois ? Ou encore lorsqu'une jeune femme est la dernière de son groupe d'amies à ne pas avoir d'enfant : « Mais toi de toute façon tu ne voulais pas d'enfant ? » Sans parler du continuel « Moi aussi j'ai mal au ventre pendant mes règles, j'en fais pas tout un foin ! » ou « C'est pas un cancer ! De quoi tu te plains » !

Cela permet effectivement de relativiser. Pourtant, vivre au quotidien avec l'endométriose est loin d'être simple. Au-delà de leur caractère blessant, ces affirmations démontrent à quel point la non-reconnaissance et la banalisation des symptômes sont de mise avec l'endométriose, donnant foi à l'idée reçue qu'il est normal pour une femme d'avoir mal au ventre pendant ses règles. Mais une douleur qui vous empêche de mener à bien vos activités quotidiennes une fois par mois est-elle normale ? Ainsi, la banalisation des symptômes renvoie la femme atteinte d'endométriose à l'image d'une femme sensible, douillette. Elle se sent également non reconnue comme « malade ».

**Une maladie qui ne se voit pas**

La majorité des femmes atteintes d'endométriose diront que cette maladie est compliquée à gérer : douleurs fortes, troubles digestifs, urinaires, douleurs durant les rapports sexuels et fatigue chronique invalident le quotidien. Elles apprennent à vivre en fonction de leur cycle et de leurs douleurs où les incapacités d'agir sont les principaux points de repères et deviennent des critères de décision.

Et comme si la douleur physique ne suffisait pas, les femmes atteintes d'endométriose se heurtent à l'incompréhension de l'entourage, tant familial que professionnel. Le manque d'énergie, la fatigue, les douleurs jusqu'à l'évanouissement parfois, le fait de se sentir mieux en position couchée, les absences au lycée ou au travail, les rendez-vous médicaux qui s'enchaînent… ; Comment peut-on croire une personne quand même le gynécologue de ville ou le médecin de famille ne trouvent rien ? Comment ne pas cataloguer ces femmes qui ont une maladie que personne ne connaît, qui ne se voit pas ? Rares sont les employeurs, les collègues qui se montrent compréhensifs. Et quand bien même, la conjoncture économique ne laisse pas de place au sentimentalisme : nombreuses sont celles qui ne peuvent plus assurer des postes nécessitant d'être debout souvent ou avec des responsabilités exigeant des déplacements fréquents.

Si certaines peuvent stabiliser l'endométriose grâce à un traitement médical dont le dosage leur convient, d'autres n'auront pas cette chance et devront réduire leur temps de travail volontairement ou, d'arrêt en arrêt, verront une remplaçante arriver. Ainsi, à un moral en berne, s'ajoutent des soucis financiers. La maladie invisible isole. Même la famille ne comprend pas.

### Un parcours du combattant

Pour toutes les femmes vivant avec l'endométriose, le parcours de soin est vécu comme semé d'embûches. Tout d'abord le doute des médecins qui ne connaissent pas la pathologie, les examens qui se succèdent, parfois humiliants car menés sans respect de la personne. Sans parler des examens « normaux » qui feront dire au médecin « c'est dans votre tête, allez consulter ». Comment une douleur chronique, qui anéantit, plus forte qu'un accouchement sans péridurale peut-elle être psychique ? Au terme de plusieurs années d'errance médicale, certaines finiront par ne plus consulter et serrer les dents plus fort.

### Une maladie d'acceptation

L'acceptation vient après le renoncement… bon nombre de femmes ont renoncé à tant de choses ! Renoncer à un poste à responsabilités, renoncer à un sport, renoncer à une vie sociale, renoncer à une relation de couple car le conjoint n'aura pas eu la force de rester, renoncer à être mère car la maladie a été diagnostiquée trop tardivement, renoncer à aimer ce corps qui fait mal, renoncer à cette taille de guêpe… alors pour ne pas renoncer à la vie, il faut accepter. Accepter d'être malade, accepter d'avoir moins de résistance physique, accepter la douleur comme compagnon de route, accepter sa nouvelle image dans le miroir, accepter de perdre certains « amis » qui ne comprennent pas, accepter les chirurgies mutilantes et parfois multiples.

Quand enfin le diagnostic est posé, la femme atteinte d'endométriose est presque soulagée et se sent enfin reconnue dans son statut de malade. « Ça n'était pas dans ma tête » m'a dit un jour une jeune femme en pleurant, à l'occasion d'un groupe de paroles.

Pourtant, au regard de la société, cette maladie n'en est pas une : pas de reconnaissance « officielle » en tant que maladie chronique, des délais de rendez-vous avec les chirurgiens trop longs, pas assez de place en « centre d'évaluation et de traitement de la douleur », pas de prise en charge en affection longue durée (ALD), au moins pour les cas sévères. Gardons à l'esprit que dans ses formes les plus sévères, l'endométriose nécessite des gestes chirurgicaux identiques à ceux pratiqués dans le cadre du cancer colorectal. Elles ont souvent moins de 30 ans et apprennent la vie avec une stomie* pendant plusieurs mois. D'autres moins chanceuses devront se sonder à vie car leur vessie aura été abimée. Sans parler des cures de ménopause artificielle où l'on doit accepter de voir son humeur et son corps changer sous l'influence des hormones. Endométriose rime avec handicaps invisibles aux yeux de tous, mais c'est la triste réalité de beaucoup de femmes atteintes d'endométriose.

Ironie du sort, une reconnaissance de la maladie existe : quand une femme atteinte d'endométriose remplit un dossier d'assurance en vue de l'obtention d'un prêt bancaire, il est écrit noir sur blanc que l'assurance-crédit ne sera pas octroyée en cas de traitement ou de chirurgie pour endométriose…

Pour toute femme qui en est atteinte, il y a indéniablement un « avant » et un « après » l'endométriose et il est nécessaire de trouver du soutien pour réussir, le mieux possible, à vivre ce quotidien.

**Y. Candau**

# Conclusion

Ce livre nous a permis de voir combien l'endométriose était une maladie complexe et énigmatique. C'est en effet une pathologie hormono-dépendante, inflammatoire, hétérogène, multifocale et neurologique.

Plusieurs options thérapeutiques sont possibles pour traiter une endométriose : 1) L'abstention thérapeutique : d'authentiques endométrioses suspectées à l'examen clinique (par exemple, lésions bleutées visualisées dans le cul de sac vaginal postérieur à l'inspection au spéculum) et confirmées à l'imagerie sont asymptomatiques. Dans ces conditions aucun traitement n'est justifié, si ce n'est une surveillance clinique régulière et échographique tous les 6 mois à un an ; 2) Une prise en charge médicale : deux types de traitements sont intéressants, les antalgiques et les traitements hormonaux (la contraception œstro-progestative, les progestatifs, les analogues de la Lh-RH). Ces traitements hormonaux, qui présentent chacun des effets secondaires spécifiques et ont des coûts variables, sont souvent efficaces sur la douleur. Le point clé des traitements hormonaux est que par leur mécanisme d'action, en bloquant l'ovulation et la menstruation, ils sont tous contraceptifs. Ils n'ont donc aucune place pour les patientes infertiles et/ou celles présentant un désir de grossesse ; 3) Le traitement chirurgical dont l'objectif est d'effectuer la destruction (coagulation des lésions d'endométriose superficielle péritonéale) et l'exérèse* des lésions endométriosiques. Pour éviter les récurrences il est habituel, chez les patientes ne présentant pas de désir de grossesse, de prescrire en post-opératoire un traitement bloquant l'ovulation ; 4) Dans le cas d'une infertilité causée par l'endométriose, la procréation médicalement assistée selon différentes techniques maintenant bien maîtrisées (insémination intra-utérine, stimulation ovarienne, fécondation in vitro, injection intra-cytoplasmique de spermatozoïdes) peut être une alternative. À ces techniques, s'ajoute maintenant la possibilité de proposer aux patientes endométriosiques de préserver leur fertilité, particulièrement pour les patientes dont la réserve ovarienne est altérée et pour celles qui présentent des kystes ovariens endométriosiques *a fortiori* si ceux-ci sont bilatéraux.

Le défi à relever est de savoir sur quels critères le praticien doit s'appuyer pour choisir la meilleure option thérapeutique. Aujourd'hui, et ce dans tous les pays du monde, le diagnostic d'endométriose implique le plus souvent la réalisation immédiate d'une chirurgie. Cette stratégie doit être pondérée, non seulement compte tenu des risques de complications et de récurrences après les opérations, mais aussi du désir de grossesse de la patiente. Or, pour des raisons sociétales les femmes dans la majorité des pays retardent l'âge de leur première grossesse, avec un désir formulé le plus souvent après 30 ans. En d'autres termes, l'intervention chirurgicale est-elle toujours nécessaire, notamment chez des patientes jeunes qui ne présentent pas de désir immédiat de grossesse ?

L'objectif de la prescription d'un traitement médical au long cours de première intention chez les patientes présentant des douleurs mais pas de désir de grossesse est de permettre de planifier le meilleur moment pour effectuer l'intervention. Cette stratégie permettra d'éviter les chirurgies répétitives, que malheureusement trop de patientes dans ce contexte subissent. De même que les interventions à visée exclusivement diagnostiques sont inutiles, les opérations, notamment celles pour endométriose profonde, parfois réalisées par des chirurgiens ne maîtrisant pas ces techniques spécifiques, sont également à éviter. Elles exposent les patientes, non pas à des récidives, mais à des chirurgies incomplètes avec pour conséquence une persistance des douleurs, argument alors utilisé pour justifier une nouvelle opération. La chirurgie des kystes ovariens est très particulière et, même réalisée dans les meilleures conditions techniques, expose à un risque d'altération de la réserve ovarienne. L'indication d'une telle intervention doit donc être mûrement réfléchie afin de ne prendre aucun risque pour le pronostic de fertilité de la patiente.

Les modalités de la prise en charge de l'endométriose ne doivent pas se réduire à poser systématiquement une indication opératoire au moment du diagnostic mais doivent être élaborées en prenant en compte la patiente dans la durée, dans ce nous appelons « sa vie endométriosique », entre 20 et 40 ans. Une stratégie thérapeutique moderne doit permettre grâce à une utilisation judicieuse des traitements médicaux de planifier le meilleur moment pour effectuer l'intervention chirurgicale, cette opération devant idéalement être unique. Le meilleur moment pour opérer une patiente souffrant d'endométriose est celui où elle souhaite être enceinte, et ce d'autant plus qu'à son désir de grossesse sont associées des douleurs intenses.

La difficulté diagnostique de cette pathologie et les multiples possibilités thérapeutiques, qui peuvent être différemment associées les unes aux autres, imposent la création de centres spécialisés pour prendre en charge ces patientes. Ceux-ci ne doivent pas être uniquement des centres d'excellence en chirurgie. Ils doivent offrir à la patiente la possibilité de rencontrer des gynécologues endocriniens maîtrisant parfaitement les différentes thérapeutiques hormonales, des radiologues compétents connaissant la spécificité radiologique de l'endométriose et disposant de toutes les techniques nécessaires au diagnostic, tout comme une équipe chirurgicale multidisciplinaire, et non pas seulement gynécologique, avec une collaboration étroite des gynécologues avec des chirurgiens urologues et digestifs, et enfin un accès à un centre de procréation médicalement assistée offrant à la patiente des résultats satisfaisants en terme de grossesse. Ces centres de référence doivent permettre un diagnostic rapide et de qualité ainsi que des chances correctes de succès dans les différentes options thérapeutiques. Les modalités de la prise en charge des patientes endométriosiques ne doivent désormais plus être décidées en fonction du domaine d'expertise du premier praticien gynécologue rencontré.

L'endométriose est une pathologie hétérogène et son traitement doit être adapté au cas par cas. Il n'y a pas de traitement miracle de l'endométriose « valable » pour toutes les patientes. La prise en charge moderne de l'endométriose s'inscrit dans un parcours individualisé en fonction de chaque situation clinique au sein d'équipes spécialisées multidisciplinaires. Là réside tout l'enjeu de la recherche actuelle sur le sujet, avec pour objectifs de raccourcir le délai diagnostique et d'améliorer la prise en charge des patientes, pour leur permettre de vivre au mieux avec cette maladie chronique.

**Professeur Charles Chapron**

# ANNEXES

# Glossaire

**Adénomyose :** Endométriose dite « interne » et localisée au sein de la paroi musculaire de l'utérus, appelée myomètre.

**Dysménorrhée :** Terme employé pour désigner des douleurs accompagnant les règles. Les douleurs ressenties sont localisées au niveau du bas ventre, du bas du dos ou de la racine des cuisses. Dans certains cas, les douleurs peuvent précéder ou suivre les règles. Les dysménorrhées peuvent être observées aussi bien lors d'une endométriose que d'une adénomyose.

**Dyspareunie :** Désigne les douleurs ressenties pendant et après les rapports sexuels. Dans le cadre d'une endométriose, on parle souvent de dyspareunie profonde (douleur ressentie au niveau du bas ventre secondaire au contact entre la verge et le fond du vagin). Les dyspareunies témoignent de lésions situées près du vagin et au niveau de la cloison recto-vaginale, mais elles peuvent être également le résultat de l'inflammation qui accompagne une endométriose superficielle localisée en regard du fond vaginal, ou celui d'une adénomyose sévère.

**Endomètre :** Muqueuse qui tapisse la cavité de l'utérus. Le développement et la régénération de l'endomètre nécessite l'action de deux hormones secrétées par l'ovaire : les œstrogènes et la progestérone.

**Endométriome :** Les kystes endométriosiques sont des lésions kystiques contenant un liquide épais de couleur chocolat. Ils se développent souvent au niveau des ovaires et sont appelés « endométriomes ». Une des hypothèses physiopathologiques pour expliquer leur développement est celle d'une « invagination » du tissu endométrial qui « refoule » progressivement le tissu ovarien.

**Exérèse :** L'exérèse, ou ablation, est une technique chrirurgicale qui consiste à retirer un organe malade, une tumeur, un kyste ou un nodule.

**Ischémie :** Il s'agit de la diminution ou de l'arrêt de la circulation sanguine dans un organe ou un tissu.

**Néoangiogénèse (ou angiogénèse) :** La néoangiogénèse est le mécanisme, dans le cadre du cancer, qui permet de créer de nouveaux vaisseaux sanguins, dans le but de nourrir les tumeurs cancéreuses et d'assurer leur croissance. Ce mécanisme est partie prenant dans la physiopathologie de l'endométriose qui est une pathologie bénigne.

**Ménorragie :** Règles très abondantes et longues (supérieures à 7 jours avec une perte de sang importante). Elles sont rencontrées dans 50 % des cas d'adénomyose.

**Métrorragie :** Pertes de sang en dehors de la période des règles. Elles sont rencontrées dans 20 % des cas d'adénomyose.

**Miction :** La miction est le terme médical qui désigne l'élimination des urines par vidange de la vessie. C'est l'action d'uriner.

**Péritoine :** Fine membrane qui tapisse la cavité abdomino-pelvienne et les viscères qu'elle contient (à la seule exception des ovaires). La cavité abdomino-pelvienne comprend la cavité abdominale (estomac, intestin grêle, côlon, foie et rate) et la cavité pelvienne (vessie, haut rectum, sigmoïde, utérus, trompes et ovaires). Certains organes sont rétro-péritonéaux (reins, uretères, aorte et veine cave) ou sous-péritonéaux (vagin, bas rectum, uretères).

**Stomie :** Il s'agit d'une déviation chirurgicale d'un conduit naturel, le plus souvent de l'intestin ou du côlon. Elle est souvent le résultat d'une ablation. Dans les cas les plus communs, les selles ou les urines sont donc recueillies dans une poche ou sac. En matière d'endométriose, les stomies sont transitoires, le temps de la cicatrisation de la suture digestive.

**Thérapeutique gonadotoxique** : la thérapeutique (le traitement) est dite gonadotoxique quand elle fait appel à des traitements pouvant affecter le bon fonctionnement des ovaires. C'est le cas des traitements de chimiothérapie qui auront une action toxique pour la fertilité. La chirurgie des endométriomes peut se révéler être un « traitement gonadotoxique » si elle est réalisée dans de mauvaises conditions avec un risque d'altération de la réserve ovarienne.

# Pour aller plus loin

Il n'existe pas de références sérieuses pour le grand public en français. Cette bibliographie donnera en priorité les *guidelines* en anglais, suivis de liens vers des sites et informations utiles, ainsi que quelques articles scientifiques de référence sur la physiopathologie, le diagnostic et le traitement de l'endométriose.

**Guidelines**

Bazot M., Bharwani N., Huchon C., Kinkel K., Cunha T.M., Guerra A., Manganaro L., Buñesch L., Kido A., Togashi K., Thomassin-Naggara I., Rockall A.G., European Society of Urogenital Radiology (ESUR), MR Imaging of Pelvic Endometriosis, *Eur Radiol.*, 2017 Jul;27(7):2765-2775.

Dunselman G.A., Vermeulen N., Becker C., Calhaz-Jorge C., D'Hooghe T., De Bie B., Heikinheimo O., Horne A.W., Kiesel L., Nap A., Prentice A., Saridogan E., Soriano D., Nelen W., European Society of Human Reproduction and Embryology ESHRE guideline: Management of Women with Endometriosis, *Hum Reprod.*, 2014 Mar;29(3):400-12.

Guerriero S., Condous G., van den Bosch T., Valentin L., Leone F.P., Van Schoubroeck D., Exacoustos C., Installé A.J., Martins W.P., Abrao M.S., Hudelist G., Bazot M., Alcazar J.L., Gonçalves M.O., Pascual M.A., Ajossa S., Savelli L., Dunham R., Reid S., Menakaya U., Bourne T., Ferrero S., Leon M., Bignardi T., Holland T., Jurkovic D., Benacerraf B., Osuga Y., Somigliana E., Timmerman D., Systematic Approach to Sonographic Evaluation of the Pelvis in Women with Suspected Endometriosis, including terms, definitions and measurements: a Consensus Opinion from the International Deep Endometriosis

Analysis (IDEA) group, *Ultrasound Obstet Gynecol.*, 2016 Sep;48(3):318-32.

Hirsch M., Begum M.R., Paniz É., Barker C., Davis C.J., Duffy J., Diagnosis and Management of Endometriosis: a Systematic Review of International and National Guidelines, *BJOG*, 2017 Jul 29.

Kuznetsov L., Dworzynski K., Davies M., Overton C., Guideline Committee, Diagnosis and Management of Endometriosis: Summary of NICE guidance, *BMJ*, 2017 Sep 6; 358: j3935.

**Informations utiles**

L'Inserm propose des dossiers d'information dont un est consacré à l'endométriose. Il a été réalisé avec la collaboration du Dr Daniel Vaiman, de l'unité de Génomique, épigénétique et physiopathologie de la reproduction (U1016 Inserm-UMR 8104 CNRS) à l'Institut Cochin.

L'Association Espoire a pour mission de développer l'innovation, la recherche et l'enseignement en chirurgie digestive, et notamment la chirurgie digestive de l'endométriose pelvienne profonde. Vous trouverez sur ce site les formations mais également les études médicales réalisées.
www.espoire.org

**Sites sur la douleur**

Esculape – les douleurs pelviennes : Ce site rappelle les différentes pathologies qui peuvent être à l'origine de douleurs pelviennes en passant, bien sûr, par l'endométriose et l'adénomyose vers lesquelles vous trouverez un lien.
www.esculape.com

Ministère de l'emploi et de la solidarité – le point sur la douleur : Ce site Internet concernant la prise en charge de la douleur est réalisé sous l'égide de la Direction générale de la santé (DGS). Il s'adresse au grand public mais aussi aux professions de santé. Il contient des informations pédagogiques, des conseils pratiques et des adresses utiles.

**Sites sur l'infertilité**

Les Enfants Kdos : L'association les Enfants Kdos regroupe des couples qui ont recours au don d'ovocytes ou de gamètes. Vous y trouverez de nombreuses informations sur le don ainsi qu'un forum de discussion.
www.ekekdos.eu

Maia : Maia est une association qui a pour but de venir en aide aux couples infertiles confrontés à la procréation médicalement assistée. Elle organise une veille scientifique et juridique autour de la PMA et souhaite sensibiliser le grand public à toutes les grandes questions liées à ce sujet.
maia-asso.org

Le collectif BAMP : Ce collectif est une autre association de patients de la PMA et des personnes infertiles permettant de fédérer les personnes (patients, proches, professionnels de santé) touchées directement ou non par l'infertilité, autour de revendications, d'idées et d'actions pour faire avancer la procréation médicalement assistée en France.
https://bamp.fr/

**Sites sur l'adoption**

Service public : adoption. Le site du service public propose plusieurs pages d'informations pratiques au sujet de l'adoption. Des réponses claires sur de nombreuses questions : comment adopter, congé d'adoption, allocation d'adoption.

Agence française de l'adoption (AFA) : Ce service diffuse de nombreuses informations sur l'adoption et tient à jour une série de fiches pratiques sur les pays d'origine, pour les adoptions à l'étranger.
www.agence-adoption.fr

Yahoogroupe AdoptionFrance : Inscription obligatoire pour participer à ce groupe de discussion qui rassemble plusieurs centaines de parents et futurs parents. Plusieurs dizaines de messages chaque jour, au sujet de l'agrément, des démarches à l'étranger, de l'arrivée de l'enfant, etc. Une mine d'informations !

EFA : Le site de la fédération Enfance et familles d'adoption qui regroupe des associations dans toutes la France avec plus de 10 000 familles adoptives adhérentes.
www.adoptionefa.org

**Autres sites utiles**

Association française de la cystite interstitielle : Responsable de douleurs invalidantes, la cystite interstitielle est une des pathologies qu'on peut retrouver chez les femmes atteintes d'endométriose. Découvrez sur le site de cette association les origines, les moyens de diagnostic et de traitement de la cystite interstitielle ainsi que des témoignages.
http://asso-afci.org/

Le site de la névralgie pudendale : Le nerf pudendal (situé dans une région profonde de la fesse) est une localisation possible de l'endométriose qui peut être à

l'origine de douleurs très handicapantes. Ce site propose un descriptif complet de la pathologie, en abordant notamment ses symptômes, son diagnostic et sa prise en charge médicale.
www.pudendalsite.com

**Articles de référence sur la physiopathologie, le diagnostic et le traitement de l'endométriose**
(d'autres articles scientifiques sont listés sur la page de l'ouvrage sur le site du Cavalier Bleu)

Berkley K.J., Rapkin A.J., Papka R.E., The Pains of Endometriosis, *Science*, 2005 Jun 10;308(5728):1587-9.

Borghese B., Zondervan K.T., Abrao M.S., Chapron C., Vaiman D., Recent Insights on the Genetics and Epigenetics of Endometriosis, *Clin Genet.*, 2017;91(2):254-64.

Brawn J., Morotti M., Zondervan K.T., Becker C.M., Vincent K., Central Changes Associated with Chronic Pelvic Pain and Endometriosis, *Hum Reprod Update*, 2014 Sep-Oct;20(5):737-47.

Culley L., Law C., Hudson N., Denny E., Mitchell H., Baumgarten M., Raine-Fenning N., The Social and Psychological Impact of Endometriosis on Women's Lives: a Critical Narrative Review, *Hum Reprod Update*, 2013 Nov-Dec;19(6):625-39.

Kvaskoff M., Mu F., Terry K.L., Harris H.R., Poole E.M., Farland L., Missmer S.A., Endometriosis: a High-Risk Population for Major Chronic Diseases?, *Hum Reprod Update*, 2015 Jul-Aug;21(4):500-16.

Laganà A.S., La Rosa V.L., Rapisarda A.M.C., Valenti G., Sapia F., Chiofalo B., Rossetti D., Ban Frangež H., Vrtacnik Bokal E., Vitale S.G., Anxiety and Depression in Patients with Endometriosis:

Impact and Management Challenges, *Int J Womens Health*, 2017 May 16;9:323-330.

Morotti M., Vincent K., Brawn J., Zondervan K.T., Becker C.M., Peripheral Changes in Endometriosis-associated Pain, *Hum Reprod Update*, 2014 Sep-Oct;20(5):717-36.

Santulli P., Lamau M.C., Marcellin L., Gayet V., Marzouk P., Borghese B., Lafay Pillet M.C., Chapron C., Endometriosis-related Infertility: Ovarian Endometrioma per se is not Associated with Presentation for Infertility, *Hum Reprod.*, 2016 Aug;31(8):1765-75.

de Ziegler D., Borghese B., Chapron C., Endometriosis and Infertility: Pathophysiology and Management, *Lancet*, 2010 ;28;376(9742):730-8.

EndoFrance
Association française
de lutte contre l'endométriose
Soutenir • Informer • Agir
www.endofrance.org

EndoFrance : Soutenir, Informer, Agir

EndoFrance, première association de lutte contre l'endométriose créée en France en 2001, a pour principal objectif de soutenir les femmes atteintes d'endométriose et leur entourage.

Grâce au soutien de son Comité scientifique composé de 26 experts reconnus mondialement, EndoFrance organise des conférences et des tables rondes afin d'informer le grand public.

EndoFrance agit depuis plus de 10 ans auprès des pouvoirs publics pour la reconnaissance de la maladie. Ainsi, l'association a défendu auprès du ministère de la Santé le projet de création et labellisation de centres experts dédiés au diagnostic et à la prise en charge pluridisciplinaire de l'endométriose. Le premier centre expert a été labellisé en mars 2016 par l'Agence régionale de santé normande.

Enfin, l'association soutient la recherche.

EndoFrance est une association loi 1901 reconnue d'intérêt général animée par une quarantaine de bénévoles répartis en France métropolitaine et dans les Drom Com et compte plus de 1 000 adhérents.

Laetitia Milot s'est engagée auprès de l'association EndoFrance et en est la marraine. Dans son ouvrage *Le Bébé, c'est pour quand ?*, elle raconte son combat contre l'endométriose et donne la parole à plusieurs jeunes femmes qui témoignent.

Grâce à son engagement EndoFrance a pu co-financer plusieurs projets de recherche clinique.

**www.endofrance.org - contact@endofrance.org**

**Sur les réseaux sociaux :**
Facebook : @EndoFrance
Twitter : @EndoFrance_ONG
Instagram : endofrance

SCGP

La Société de Chirurgie
Gynécologique et Pelvienne

La Société de chirurgie gynécologique et pelvienne (SCGP), née en 2005 de la fusion de la Société française d'endoscopie gynécologique (SFEG) et de la Société internationale francophone de chirurgie pelvienne (SIFCP), est la société de référence pour tous les praticiens qui, en France, ont une activité de chirurgie gynécologique.

Chaque année la SCGP organise son congrès : cette réunion a pour vocation d'informer tous les membres de la Société des actualités et des innovations en matière de chirurgie gynécologique, mais aussi de prendre le temps d'une évaluation critique et objective des travaux scientifiques les plus récents. La SCGP a le souci de soutenir et d'aider tous ceux qui dans la discipline de la gynécologie obstétrique ont une réelle activité chirurgicale.

L'École de chirurgie gynécologique française a été, depuis le début des années 1990, pionnière en contribuant à la révolution observée dans l'exercice de la chirurgie. Les chirurgiens gynécologues français sont de ceux qui ont donné à la cœliochirurgie ses lettres de noblesse. Née en gynécologie, pour le diagnostic et le bilan de l'infertilité féminine, l'endoscopie opératoire est aujourd'hui une discipline à part entière exercée dans la quasi-totalité des spécialités chirurgicales. Cette révolution n'est pas qu'une prouesse technique aux bénéfices des patientes. Cette innovation technologique a une portée majeure en terme de santé publique. La « chirurgie minimale invasive » est un levier contribuant à la réflexion sur l'organisation du système de soins avec le développement de la chirurgie ambulatoire.

La Society of Endometriosis and Uterine Disorders (SEUD) est une société scientifique créée en 2015 par les professeurs Chapron (Paris, France) et Petraglia (Florence, Italie). L'originalité de cette société savante est de prendre en compte la patiente en privilégiant une approche globale. Les femmes souffrant d'endométriose peuvent présenter des pathologies associées (adénomyose, fibromes utérins…) et être prises en charge selon plusieurs thérapeutiques qui, selon les circonstances, peuvent être différemment associées les unes aux autres (traitement médical, chirurgical, procréation médicalement assistée). Dans ce contexte d'endométriose, l'objectif de cette société savante est de s'attacher à préciser au cas par cas les meilleures modalités diagnostiques et thérapeutiques selon la situation clinique de chaque patiente. Les premiers congrès internationaux de la SEUD à Paris (2015), Barcelone (2016) et Singapour (2017) ont été de très grands succès justifiant cette approche moderne consistant à privilégier la prise en charge globale de la patiente et non pas celle consistant à défendre les propositions thérapeutiques les mieux maîtrisées par le praticien consulté.

## Dans la collection « idées reçues »

– *25 idées reçues sur les addictions*, Laurent Karila
– *L'Âge totalitaire*, Bernard Bruneteau
– *Allaiter, pourquoi ? comment ?*, Véronique Boulinguez-Jouan
– *Idées reçues sur le burn-out*, Jean-Claude Delgènes, Agnès Martineau, Bernard Morat
– *La Dépression*, Bernard Granger
– *Le Communisme : chronique d'un siècle de fer et de sang*, Romain Ducoulombier
– *Les Femmes dans la société*, Yannick Ripa
– *Intelligence artificielle : vers une domination programmée ?*, Jean-Gabriel Ganascia
– *La Laïcité en débat*, Valentine Zuber
– *Le Mythe de l'artiste*, Isabelle de Maison Rouge
– *La Nature en débat*, Christian Lévêque
– *Neuf mois : idées reçues sur la grossesse*, Sophie Prudhomme
– *Phobies : faut-il en avoir peur ?*, Antoine Pelissolo
– *La Russie par-delà le bien et le mal*, Pascal Marchand
– *20 idées reçues sur la Turquie*, Benjamin Gourisse
...

Éditeur : Marie-Laurence Dubray
Remerciements de l'éditeur à : Anne-Laure Marsaleix



Imprimé en France par CPI Firmin Didot en février 2018. 146312
ISBN 979-10-318-0236-7 / Dépôt légal : janvier 2018
ISSN 1625 9157